东省名中医

林丽珠教授肿瘤临证精要

乔冠英 容景瑜 主编

SPM 南方传媒
广东科技出版社
全国优秀出版社
·广州·

图书在版编目（CIP）数据

广东省名中医林丽珠教授肿瘤临证精要 / 乔冠英，容景瑜主编．—广州：广东科技出版社，2022.7

ISBN 978-7-5359-7840-0

Ⅰ．①广… Ⅱ．①乔… ②容… Ⅲ．①肿瘤－中医临床－经验－中国－现代 Ⅳ．① R273

中国版本图书馆 CIP 数据核字（2022）第 050056 号

广东省名中医林丽珠教授肿瘤临证精要

Guangdong Sheng Mingzhongyi Lin Lizhu Jiaoshou Zhongliu Linzheng Jingyao

出 版 人：严奉强
特邀编辑：邓 彦
责任编辑：马霄行
封面设计：林少娟
责任校对：李云柯
责任印制：彭海波
出版发行：广东科技出版社
（广州市环市东路水荫路 11 号 邮政编码：510075）
销售热线：020-37607413
http：//www.gdstp.com.cn
E-mail：gdkjbw@nfcb.com.cn
经 销：广东新华发行集团股份有限公司
排 版：广州市友间文化传播有限公司
印 刷：广州一龙印刷有限公司
（广州市增城区荔新九路 43 号 1 栋自编 101 房 邮政编码：511340）
规 格：787mm×1 092mm 1/16 印张 10 字数 200 千
版 次：2022 年 7 月第 1 版
2022 年 7 月第 1 次印刷
定 价：58.00 元

编委会名单

主　审

林丽珠

主　编

乔冠英　容景瑜

副主编

黄景彬

审　校

林　清

前言

名老中医的实践经验，是中医学术精华之重要部分，系历练之卓识，心传之秘诀，可谓珍贵至极。林丽珠教授为广州中医药大学第一附属医院副院长，全国中医肿瘤重点专科学术带头人，广东省名中医。她行医30余载，妙手仁心，大医精诚，善诊治肿瘤，屡起沉疴，救人于癌肿苦痛之中。俗话说“授之以鱼，不如授之以渔”，林丽珠教授不仅重视临床实践，还身体力行开展临床带教活动，可谓桃李满天下。

2018年，广州中医药大学顺德医院聘任林丽珠教授为首席特聘专家、肿瘤学科学术带头人，引领肿瘤诊疗中心（肿瘤科）建设，并设立“林丽珠教授工作室”，开展林丽珠教授学术思想研究和传承。工作室成员包括乔冠英、容景瑜，每月定期跟随林丽珠教授出诊、查房。跟师期间，工作室成员认真做好跟师学习笔记，记录病例医案，总结林丽珠教授临床经验并进行整理，同时开展临床和科研工作。

本书在林丽珠教授指导下编撰而成，是广州中医药大学顺德医院肿瘤诊疗中心集体智慧和团队共同努力的结果，也是林丽珠教授学术思想在广州中医药大学顺德医院落地生根的成果。然本书主编乃杏林晚辈，研学未精，才疏识浅，个人见解有不当之处，期盼同道批评指教！

乔冠英

广州中医药大学顺德医院肿瘤诊疗中心

2022年2月17日

目录

第一章　林丽珠教授治疗肿瘤经验总结

第一节　林丽珠教授治疗肺癌经验初探　/2

一、肺脾气虚为致病之本，培土生金为基本治法　/2

二、调气除痰贯彻始终　/3

三、重视化瘀解毒辨证加减　/3

四、病案举例　/4

第二节　林丽珠教授治疗肝癌经验初探　/5

一、原发性肝癌简介及其中医药治疗　/5

二、病案举例　/7

三、临床体会　/8

第三节　林丽珠教授治疗乳腺癌经验介绍　/9

一、病机强调肝郁阴虚　/9

二、治疗重视疏肝养肝　/10

三、临证用药经验　/10

四、病案举例　/11

第四节　林丽珠教授治疗胃癌经验介绍　/12

一、内虚为本，扶助胃气　/12

二、理气疏肝，通降为用　/12

三、健脾补肾，脾肾并重　/13

四、化痰祛瘀，解毒抗癌　/14

五、病案举例 /14

第五节 林丽珠教授辨治鼻咽癌经验介绍 /16

一、病机首责邪热犯肺、肝郁痰凝 /16

二、治疗上重视宣肺清热、疏肝理气 /16

三、临证用药经验 /17

四、病案举例 /17

五、结语 /18

第六节 林丽珠教授辨治淋巴瘤经验介绍 /19

一、治病求本，尤重肺脾 /19

二、痰瘀并治，解毒散结 /20

三、病案举例 /20

第七节 林丽珠教授治疗恶性肿瘤常见放射副反应经验介绍 /22

一、病机首责热盛阴伤 /22

二、舌脉辨证剑胆琴心 /23

三、治疗强调清热养阴 /23

四、病案举例 /26

第二章 林丽珠教授医话及用药特色

第一节 林丽珠教授医话 /30

一、健脾理气法 /30

二、化痰湿于健脾之中 /31

三、清瘀热于养阴之中 /32

四、抑肝木于扶土之中 /33

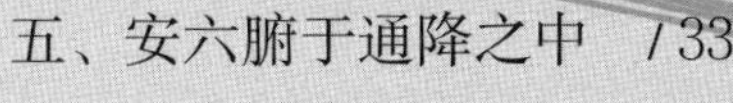

五、安六腑于通降之中 /33

六、平对抗于调和之中 /34

第二节　林丽珠教授用药特色之地区特色用药　/36

一、五爪龙 /36

二、岗梅根 /37

三、龙脷叶 /37

四、救必应 /38

五、素馨花 /39

六、广陈皮 /39

七、广郁金 /40

八、半枝莲 /41

九、白花蛇舌草 /41

十、山慈菇 /42

十一、龙葵 /43

十二、肿节风 /43

第三节　林丽珠教授用药特色之虫类药的应用　/44

一、僵蚕 /45

二、地龙 /45

三、土鳖虫 /46

四、壁虎 /46

五、蜈蚣 /46

第三章　林丽珠教授医案收集

一、化疗后呕吐 /48

二、卵巢癌 /48

三、淋巴瘤 /50
四、肺癌 /51
五、胃癌 /52
六、肝癌 /53
七、手足综合征 /55
八、乳腺癌 /57
九、大肠癌 /58

第四章 学术继承人读书笔记、心得体会及临床应用

第一节 读书笔记 / 62
一、《伤寒论》方中甘草应用规律窥探 /62
二、脏象学说对中医肿瘤学的指导作用及其局限性 /67
三、《伤寒杂病论》辨证论治理论对中医治疗肿瘤的临床指导意义 /71
四、《温病条辨》增液汤功效探析 /73
五、读《伤寒论》有感 /75
六、《黄帝内经》医患关系浅析 /77
七、《黄帝内经》“和谐”思想探析 /81

第二节 心得体会 /87
一、跟师学习体会 /87
二、运用“病痰饮者，当以温药和之”治疗肿瘤经验 /91
三、癌性发热的六经辨治之一 /96
四、癌性发热的六经辨治之二 /98

五、癌性发热的六经辨治之三　/ 100
六、癌毒诊治探讨　/ 103

第三节　临床应用　/ 108
一、益气温经养血活血方预防奥沙利铂神经毒性的临床研究　/ 108
二、四子散热敷治疗轻中度癌痛的临床观察　/ 113
三、中医药在癌症疼痛治疗中的作用　/ 119
四、如意金黄散封包治疗鼻咽癌放射性鼻病的疗效观察　/ 124
五、苍耳子散加味预防放射性鼻窦炎　/ 127
六、增液解毒冲剂干预放射性肺损伤及血清TGF-β_1水平检测　/ 132
七、凉血通络方外洗干预甲磺酸阿帕替尼相关性手足综合征　/ 135

参考文献　/ 140

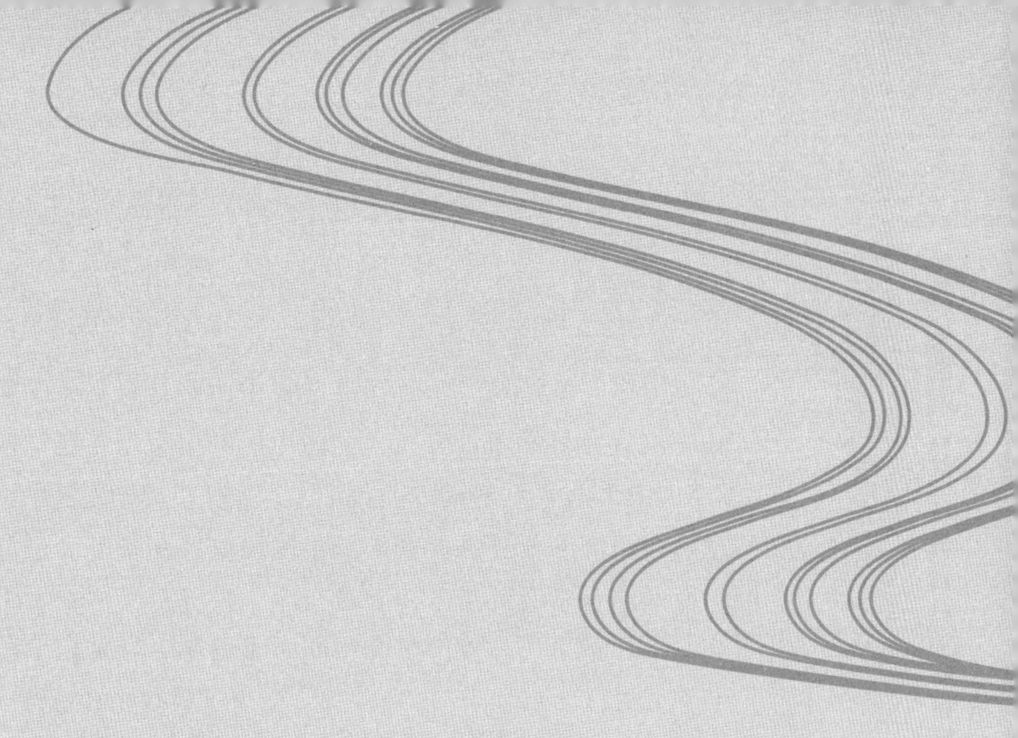

第一章
林丽珠教授治疗肿瘤经验总结

林丽珠教授是广州中医药大学第一附属医院副院长，主任医师，医学博士，博士生导师，党的十九大代表，全国先进工作者，享受国务院政府特殊津贴专家，广东省名中医，广东省中医药领军人才，中国好医生，全国最美中医。她还是广东省重点学科中西医结合临床学科带头人，国家临床重点专科学术带头人，全国中医肿瘤重点专科学术带头人，国家药物临床试验机构肿瘤专业负责人，兼任世界中医药学会联合会癌症姑息治疗研究专业委员会会长、中国民族医药学会肿瘤分会会长、中国中西医结合学会肿瘤专业委员会副主任委员、广东省中医药学会肿瘤分会主任委员、南方中医肿瘤联盟主席等。其承担了科技部“十五”攻关课题、“十一五”支撑计划、国家自然科学基金等多项课题，开展中医药治疗恶性肿瘤的机制研究，相关研究成果获得教育部“科学技术进步一等奖”等省部级奖励。

林丽珠教授从事临床研究30余载，擅长中医、中西医结合治疗中晚期恶性肿瘤，临床经验颇多。笔者有幸跟师临证学习，受益匪浅，现将其经验结合病例整理介绍如下。

第一节　林丽珠教授治疗肺癌经验初探

一、肺脾气虚为致病之本，培土生金为基本治法

林丽珠教授认为，肺癌发病，不离脾肺，可由脾病及肺，或由肺病及脾，最终均可导致肺脾同病。肺癌虽为有形之块，局部病变属实，但患者基础病变多表现为脾肺亏虚，因此治疗当扶正祛邪，“损其肺者，益其气”，而扶正又以培土生金为大要。《素问·经脉别论》云：“饮入于胃，游溢精气，上输于脾，脾气散精，上归于肺。”脾虚乏源，不能输精于肺，则肺气虚损，外邪易乘虚而入，肺癌患者临床常见气短、语

声低微、舌淡苔白、脉虚弱等气虚之象。而肺癌日久，子盗母气，必致脾土更虚，运化失健，气血生化乏源，以致脾肺俱虚。治宜补益脾气，以复其运化之功，故培土生金可使脾气健运、气血生化有源。脾气健旺则肺气充盛，经脉畅通，抗病有力，邪气自退。临床上可随证选用党参、茯苓、薏苡仁、麦冬、白术等以健脾益气。

二、调气除痰贯彻始终

肺为华盖，最易受外邪侵犯，日益严重的大气污染及烟毒常先侵犯肺脏，肺气不足则无力抵抗外邪而致肺气膹郁，肃降无权，痰浊内生。林丽珠教授认为，肺癌的种种症状皆因痰为患，如痰多气促为痰湿壅肺，咳嗽胸痛为痰瘀搏结，肺癌淋巴结转移为痰核流窜皮下肌肤，肺癌脑转移为痰浊蒙蔽清窍。故肺癌之治疗，离不开除痰之法。“脾为生痰之源，肺为贮痰之器”，脾所生之痰常可循手太阴之脉，上输于肺。痰湿蕴肺，影响肺宣发肃降致肺气膹郁，《内经知要》云：“膹者，喘急上逆，郁者，否塞不通。”可致胸闷、气促、咳嗽等症，此即脾病及肺的病理过程，临床常见肺癌患者表现为脾虚痰湿证。同时，林丽珠教授认为，肺气膹郁是肺癌发生的关键因素，肺气不宣，气机不畅，则全身气化不利，水湿内停，痰饮内聚，积聚乃生，故她在肺癌的治疗过程中常运用调气除痰法，临床上常在培土生金的基础上辨证选用桔梗、杏仁、枳壳、厚朴宣肺调气，选用前胡、紫菀、款冬花等化有形之痰，选用浙贝母、法半夏、僵蚕、瓜蒌、猫爪草等化无形之痰。

三、重视化瘀解毒辨证加减

肺主宣发、通百脉。痰浊郁结于肺，肺病日久，常表现为气郁痰瘀互结。正如《杂病源流犀烛》所指出的：“邪积胸中，阻塞气道，气不宣通，为痰为食为血，皆得与正相搏，邪既胜，正不得而制之，遂结成形而有块。”林丽珠教授在顾护脾肺、调气化痰的同时，将化瘀解毒作为肺癌治疗的一个重要法则。肺癌多在脾肺虚弱的基础上因痰湿内蕴、气机不畅、瘀血热毒搏结而发病，为本虚标实之证，故瘀、毒均宜去不宜留，正如《儒门事亲》所言“邪去而元气自复”。临床上林丽珠教授常选用山慈菇、半枝莲、壁虎、土鳖、鱼腥草等解毒消肿，选用桃仁、红花、三棱、莪术等化瘀散结。

四、病案举例

患者何某某，女，66岁，广东顺德人。患者于2012年7月无明显诱因出现咳嗽咳痰，无胸痛气促，无咯血、乏力，无头晕头痛，无全身骨痛，无畏寒、发热，到容奇医院就诊，行胸部CT发现左下肺占位性病灶并双肺多发小结节影，遂于2012年7月24日入住广州市第一人民医院，行胸部增强CT示左肺下叶背段占位，不排除周围型肺癌可能，右肺下叶结节影，不排除转移瘤可能，右肺门及纵隔多发淋巴结钙化。其余检查均未见远处转移。后于2012年8月6日在全麻下胸腔镜下行左肺肿物切除术，术后病检示左肺中分化腺癌。术后于2012年9月5日、2012年9月28日、2012年10月23日及2012年11月16日予以吉西他滨＋卡铂方案化疗，过程顺利。其后患者到广州市第一人民医院复诊，行胸部CT示右肺上叶结节影较前可疑增大，该院建议改予多西他赛化疗。遂于2012年12月19日及2013年1月10日予多西他赛＋卡铂方案化疗，过程顺利。2013年1月31日复查胸部CT：①左肺癌术后改变；②右肺多发结节，大致同前。其后定期复查提示病情稳定。2018年3月患者复查胸部CT，发现右肺下叶结节较前明显增大。外院行基因检测示“*EGFR* 19del突变”。2018年7月予“吉非替尼0.25g，每天1次”靶向治疗至今，间有皮疹、腹泻，对症治疗后症状可缓解。

患者自确诊肺癌起，一直于林丽珠教授门诊处就诊，长期服用中药，根据病情给予中西医结合治疗，这在化疗及靶向治疗增效减毒、稳定瘤体、延长患者无疾病进展生存期方面起到了重要作用。根据林丽珠教授的经验，该患者的常用治疗方法包括培土生金法、益气除痰法、解毒散结法、活血化瘀法，常用药物包括壁虎、土鳖虫、猫爪草、僵蚕、桔梗、党参、白术、茯苓、山海螺等。

第二节　林丽珠教授治疗肝癌经验初探

一、原发性肝癌简介及其中医药治疗

原发性肝癌（以下简称肝癌）是原发于肝细胞或肝内小胆管上皮细胞的恶性肿瘤，是最常见的消化道恶性肿瘤之一，其发病隐匿，病情较重，变证较多，目前尚缺乏特定的治疗方法。中医药治疗肝癌，注重整体与局部的关系，通过扶正与祛邪相结合、辨病与辨证相统一的方法，结合使用多种手段，可达到稳定瘤体、延长生存期、提高生存质量的目的。

林丽珠教授认为肝癌多源于脾气亏虚、肝胆瘀毒蕴结迁延，加上情志失调、肝气抑郁，复感风寒、湿热、痰浊，或饮食所伤，日积月累，内外因相加造成肝脏气血不畅，血瘀内结，脏腑经络失调，邪毒结聚于肝脏而成结块。脾乃中土，主升清，为气机升降之枢纽，故有久病致虚和肝病及脾之理论。脾气亏虚则肝血瘀滞更甚，积块增大更快，脾胃运化日衰，正气愈虚，积块留着愈不易消。本病是局部属实、全身属虚的疾病，脾气亏虚为其本，肝血瘀滞为其标。患者经过手术、介入、放化疗等治疗，虽然短期内局部的肿块可被祛除，但对正气的攻伐不可忽略。要延长患者存活期，提高其生存质量，必须树立扶正祛邪、标本同治的治疗原则，其中扶正是关键，扶正对患者长期生存尤为重要，因此治疗时不可过于攻伐。

临床上林丽珠教授重视患者的病史、治疗过程、癌肿病理及癌肿变化情况，强调辨证论治与辨病论治相结合的方法，既参照患者的各种检验指标如甲胎蛋白（AFP）、血常规、肝肾功能等，也重视患者局部癌肿的情况如肿块大小、癌栓是否存在等，林丽珠教授更重视患者有无胃口、睡眠质量如何、有无口干口苦、大便是否通畅等临床自觉症状及患

者的舌脉表现。林丽珠教授强调以健脾补气、培育化源为先，配以可祛瘀解毒、有抗癌作用的药物，从而达到治疗肝癌的目的。她常用柴胡、枳壳、八月札理气疏肝，茵陈、溪黄草、半枝莲、徐长卿清泻肝火，大黄、当归、桃仁、莪术活血祛瘀，女贞子、墨旱莲、白芍、麦冬、生地黄滋养肝阴，党参、白术、茯苓、薏苡仁、木香健脾益气，并配以土鳖虫、半枝莲、白花蛇舌草、徐长卿、苦参解毒抗癌。遣方多选四君子汤、小柴胡汤、逍遥散、四逆散、下瘀血汤等灵活加减应用而不拘泥，再加用金克槐耳颗粒、金龙胶囊、安康欣胶囊等扶正抗癌中成药，疗效颇为显著。其清肝祛瘀，意在祛邪；健脾益气，旨在扶正。她认为祛邪与扶正必须有机结合，在祛邪软坚消瘤时勿忘扶正保肝。

笔者总结了既往跟诊所得的肝癌患者处方，使用频数分析方法统计所有处方中药物的使用次数及某些药对组合出现的次数，得到的结果按使用频率排列，前20名的顺序依次是：柴胡、白术、枳壳、白芍、木香、郁金、甘草、茯苓、党参、山慈菇、桃仁、半枝莲、土鳖虫、龙葵、肿节风、陈皮、女贞子、栀子、红豆杉、鳖甲。药对出现频率由高到低依次是：柴胡与枳壳、柴胡与白芍、白术与茯苓、桃仁与土鳖虫、肿节风与龙葵、山慈菇与半枝莲。其中，属于疏肝理气类和健脾祛湿类的中药，如柴胡、白术、枳壳、木香、郁金、茯苓等，以及药对，如柴胡与枳壳、柴胡与白芍、白术与茯苓等出现频率极高，这说明它们在治疗原发性肝癌方面有着举足轻重的作用。此外，有清热解毒、活血化瘀和补肾滋阴等功效的药物也广泛应用于原发性肝癌的治疗中。可见，对于原发性肝癌的治疗，当代岭南医家的用药以疏肝理气类及健脾祛湿类为主，并注重根据患者的实际情况全面调理。而在所收集的医案及门诊处方中，辨证为肝郁脾虚者居多，治疗上多注重疏肝健脾，处方用药中包含了四逆散、四君子汤等疏肝理脾、健脾益气的方剂，这也从另一方面支持了数据挖掘的结果。

从整理的医案及门诊的处方可发现，治疗原发性肝癌的处方中药味较多，一般都超过10味，大多在14～18味，一个处方常由多种不同功效的药物或药对组成。如林丽珠教授门诊处方中，患者辨证为肝郁脾虚，但处方中除了疏肝健脾的药物外，还有清热解毒的山慈菇、半枝莲，活血化瘀的桃仁、土鳖虫，以及养心安神的酸枣仁、远志等。可见，肝癌患者病证较为复杂，兼夹证较多，需要依据每个患者的具体病情辨证以施治。在疏肝健脾大法的前提下，对于热象明显的患者可予清热解毒类药物，如山慈菇、半枝莲等；对于气滞血瘀的患者可予活血祛瘀的药物，如桃仁、土鳖虫等；对于肝肾阴虚的患者可予滋补肝肾的药物，如鳖甲、女贞子、墨旱莲等。

另外，林丽珠教授重视与患者及家属交流，以求教会患者正视该病，更好地调整心情，按时服药，坚持治疗，并适当地进行食疗。通过全方位综合治疗，患者每获良效，很多患者病灶稳定或缩小，实现了长期的“带瘤生存”，体现了中医药在肿瘤治疗上稳定瘤体、改善生存质量、延长生存期的优势。

二、病案举例

患者洪某，男，1984年10月出生，广东湛江人。2019年3月无明显诱因出现双下肢肿胀，未予重视。症状反复，并感乏力，身痒，至南方医科大学顺德医院就诊，检验示肝功能异常、胆红素升高，彩超示肝右叶实性回声团。2019年4月9日至中山大学附属肿瘤医院就诊，查生化常规示：丙氨酸转氨酶（ALT）97.5U/L，天冬氨酸转氨酶（AST）115.2U/L，甲胎蛋白（AFP）335ng/mL，乙肝五项大三阳。胸部、上腹部CT示：肝内巨大占位性病变（15cm×12cm），考虑肝癌可能性大；腹腔腹膜后多发淋巴结；右肺中上野少许纤维增殖灶，右肺上、中、下叶局限性肺气肿。乙肝五项定量示：乙型肝炎表面抗原（HBsAg）8080.00S/CO，乙型肝炎e抗原（HBeAg）31.40S/CO，乙型肝炎核心抗体（HBcAb）0.02S/CO。乙型肝炎病毒DNA荧光定量示：HBV-DNA 4.39×10^5IU/mL，呈阳性。临床诊断为肝癌Ⅲb期。患者右上腹隐痛，胃纳欠佳，乏力，身痒，双下肢轻度浮肿，眠一般，大小便正常，舌红，苔白，脉细。中医方面，综合脉证，四诊合参，辨证为肝癌病肝盛脾虚证。治以健脾益气、疏肝软坚。具体用药如下：土鳖虫5g，桃仁10g，柴胡15g，白芍15g，枳壳15g，莪术15g，山慈菇15g，鳖甲20g，龙葵15g，党参25g，白术15g，木香10g，甘草5g，茯苓25g，当归15g，黄芪30g。其中柴胡、枳壳疏肝理气，当归、白芍养血活血，土鳖虫、桃仁祛瘀散结，莪术、木香破血行气止痛，山慈菇清热解毒散结，鳖甲滋阴散结，党参、黄芪益气健脾，白术、茯苓健脾祛湿。2019年4月18日、5月23日、6月22日行3次经导管动脉化疗栓塞（TACE）术，后予护肝治疗、索拉非尼片（400mg，每天2次）靶向药物治疗，其间出现过敏性皮炎、手足综合征，予中药活血通络治疗。经治疗，患者手足综合征减轻，保障了靶向治疗的顺利进行。患者于2019年7月22日、8月26日、9月28日、10月24日行肝微波消融术4次，过程顺利。彼时，患者甲胎蛋白恢复正常，肝肿瘤大部分已经坏死。针对肝门区残留结节，2019年12月、2020年2月再行2次TACE术，肝肿瘤全部坏死。后患者维持中医药治疗，联合抗病毒、护肝治疗，随访至2021年3月复查CT示“肝S4/5/8段肝癌介入术后，肿块未见血供”。AFP降至1.8μg/L，生活如常人。

三、临床体会

这是一例中西医结合综合治疗比较成功的肝癌晚期案例，患者肝癌基本控制，肿瘤标志物恢复正常，而且治疗期间，患者生存质量良好，肝功能基本恢复正常。事实证明，中医在肝癌治疗过程中发挥着非常好的保肝抑瘤作用，应该贯穿应用于肝癌治疗的全过程。

第三节 林丽珠教授治疗乳腺癌经验介绍

林丽珠教授认为，情志抑郁、肝气郁结是乳腺癌一个重要的致病因素，治疗从肝入手，以疏肝养肝为主，可取得显著疗效。笔者有幸跟师学习，兹将林丽珠教授运用疏肝养肝法治疗乳腺癌的经验介绍如下。

一、病机强调肝郁阴虚

《医学正传》载："乳岩，此症多生于忧郁积忿中年妇女。"《外科正宗》曰："忧郁伤肝，思虑伤脾，积想在心，所愿不得者，致经络痞涩，聚结成核。"《外科大成》云："按乳头属足厥阴肝经，乳房属足阳明胃经，外属足少阳胆经。"林丽珠教授认为，情志不畅、肝气郁结、阴虚痰结是乳腺癌的重要病因病机，大部分患者的发病多因忧郁愁遏，情志内伤，导致肝失疏泄，气机紊乱，血液运行及津液输布代谢障碍，聚而成痰、成瘀，经络阻塞，阻于乳络，日久成岩；或肝气郁结，致肝肾阴虚，冲任失调，气滞血瘀痰凝，结聚于乳，日久也成核、成岩；同时，乳腺癌患者经用手术、化疗及内分泌治疗等方法攻伐邪毒后，损伤正气，真阴受灼，肝肾失养，则易致痰瘀毒结聚而致肿瘤复发转移。乳腺癌的临床症状多表现为乳房肿块胀痛、引及两胁，烦躁易怒，口苦咽干，虚烦不得眠，手足心热，潮热盗汗等。林丽珠教授认为，虽然乳房的经络分属肝、胆、胃，但乳房的疾病与肝脏关系最为密切，因肝主疏泄，气机舒畅则脏腑气机升降有度，经络通利，乳房的气血运行通畅，可见乳腺癌虽病位在乳房，但病根在肝，多涉及肾、胆、脾、胃，病性为本虚标实，治疗可从肝入手。

二、治疗重视疏肝养肝

《外证医案汇编》谓："若治乳，从一气字着笔，无论虚实新久，温凉攻补，各方之中夹理气疏络之品，使其乳络疏通，气为血之帅，气行则血行，阴生阳长，气旺流通，血亦随之而生，自然壅者易通，郁者易达，结者易散，坚者易软。"林丽珠教授认为，肝脏喜条达而恶抑郁，肝气条达则五脏六腑之气通顺，血、津液畅行无阻，气血冲和则百病不生。乳腺癌患者多因情志内伤致气机阻滞，肝气郁结。临床用药应顺肝之生理特性，以疏肝行气之法解其郁结，故疏肝乃理气的根本。同时，林丽珠教授认为，治疗乳腺癌应重视中西医结合，癌毒恣盛时运用中药祛邪攻毒之品难以断根，可优先选择手术、化疗或内分泌治疗等方法，以集中优势，扬西医抗癌攻毒之长；但西医方法攻邪力度峻猛，往往易损伤正气，灼伤肝阴，致使肝肾阴虚，冲任失调，故临证应配合运用中医药，在辨证论治基础上重视疏肝养肝，以养肝滋肾之法和降阴火，以柔肝缓急之法平调冲任。故乳腺癌的辨证治疗重在疏肝养肝，兼顾柔肝缓急。

三、临证用药经验

林丽珠教授临证治疗恶性肿瘤提倡辨病与辨证结合，用药独特且不乏灵活性，其运用中医药治疗乳腺癌，常以柴胡疏肝散为基础方加减，在临床各证型中配伍使用，取得良好的疗效。其辨病，酌加露蜂房、山慈菇、壁虎、苦参等抑瘤药物。其辨证，舌淡胖有齿印、苔白、证属脾虚痰湿者加党参、茯苓、白术、薏苡仁、法半夏、陈皮、泽泻，痰结者加猫爪草、僵蚕、海藻、皂角刺、浙贝母等，舌暗或兼见瘀点、舌下静脉迂曲、证属气滞血瘀者加桃仁、红花、八月札、当归、莪术、三七等，经行不畅者加益母草、泽兰、红花、桃仁、香附等，舌红、苔黄、肝郁化火者加蒲公英、夏枯草、牡丹皮、栀子，热甚伤阴、口干舌燥者加麦冬、女贞子、墨旱莲，腰背酸软、证属肾虚者加山茱萸、墨旱莲、女贞子、杜仲、桑寄生等。

四、病案举例

梁某某，女，51岁。患者于2010年7月因发现左乳房肿物而就诊，查彩超示“左侧乳腺实性占位”，于2010年7月13日行全麻下左乳癌改良根治术，术后病理：左乳腺浸润性导管癌，LN1/14（+），ER（-），PR（+），HER-2（-）。术后诊断：左乳腺癌pT1N1M0 ⅡB期。2010年8月至2011年1月行AC-T方案化疗8个疗程，后行辅助放疗，完成剂量为50 Gy/25F，放疗后服三苯氧胺内分泌治疗至2012年7月，因“血脂异常”而自行停药。首诊见：神志清，精神疲倦，口干口苦，烦躁易怒，大便干，小便正常，胃纳欠佳，眠可，舌暗红，苔少，脉弦细。中医诊断：乳癌病，证属肝郁阴虚。治疗以疏肝理气、养肝滋阴为法。方选一贯煎加减。处方：生地黄、北沙参、麦冬、枸杞子各15g，当归、川楝子各10g，女贞子、墨旱莲各20g，郁金10g，土鳖虫、甘草各6g。每天1剂，水煎服。坚持每周复诊，以疏肝养阴法为基础，随证加减。患者于2013年12月于外院复查右乳钼靶，提示右乳钙化灶，未排除原位癌。于2013年12月27日到中山大学孙逸仙纪念医院行“右乳钙化灶定位切除+右乳全切+右腋窝淋巴结活检”，术中病理示：乳腺符合导管原位癌，伴有浸润。术后病理示：右乳腺符合混合型癌（浸润性导管癌Ⅱ级约占40%，浸润性小叶癌约占60%）伴钙化，并见一些导管原位癌，未见明确脉管浸润。免疫组织化学染色（IHC）示：ER 90%（+），PR 5%（+），HER-2（++），Ki67 15%，P53（-），TOPO Ⅱ约8%（+），CK 5/6 少数（+）、E-cadherin（+）。右腋窝2枚淋巴结未见转移。术后于2014年1月开始口服阿那曲唑行内分泌治疗，并每月予戈舍瑞林行卵巢抑制治疗，后于2019年4月改用托瑞米芬行内分泌治疗至今。患者坚持每月在林丽珠教授门诊就诊，口服中药至今，定期复查乳腺彩超、胸片、肝脏B超等，均未见肿瘤复发及转移，相关肿瘤指标正常，卡氏评分（KPS）90分，乳腺癌患者生命质量测定量表（FACT-B）评分120分，至今生存。

第四节　林丽珠教授治疗胃癌经验介绍

一、内虚为本，扶助胃气

胃癌属中医学胃脘痛、噎膈、反胃、癥积等病范畴。林丽珠教授认为，胃癌的发病多先有脾胃虚损、气血亏损，在此基础上复因情志失调、饮食失节，致痰气瘀热搏结，津枯血槁，发为本病。临床治疗强调扶助胃气，如《素问·五脏别论》曰："胃者，水谷之海，六腑之大源也。"胃气虚弱则五脏六腑得不到水谷精微滋养，五脏六腑之气也随之不足；反之，胃气旺，则正气足。金代李东垣曰："胃气一虚，无所禀受，则四脏经络皆病，况脾全借胃土平和，则有所受而生荣，周身四脏皆旺，十二神守职，皮毛固密……外邪不能侮也。"强调"人以胃气为本"，精辟地阐明了胃气在人体生命活动中的重要作用。林丽珠教授认为，胃癌患者或因饮食失节、脾胃受伤，或因肿瘤对胃的直接侵犯，或因胃癌手术的影响、化疗药物的毒副作用等，致临床中多有脾胃虚损之表现，常见如神疲乏力、胃纳减少、恶心欲呕、四肢乏力、形体消瘦等。所以，治疗胃癌强调扶正宜先扶助胃气，攻邪需顾护胃气。临床上，脾胃虚弱者可分为脾胃气虚、脾胃虚寒及脾胃阴虚等3种证候，林丽珠教授依据不同的临床特点施以不同的补益之法。脾胃气虚者，常用四君子汤健脾益气；脾胃虚寒者以理中汤为主方，并喜用高良姜温胃散寒；胃阴不足者，则选用太子参、麦冬、石斛等益气养阴之品。

二、理气疏肝，通降为用

林丽珠教授认为，胃癌患者的临床表现有3个特点：升降失常、虚实夹杂、易旁及他脏。气机失调是诱发胃癌的一个重要因素。脾与胃互为表里，同居中焦，为气机升降之枢纽，脾主升，胃主降，只有脾升胃降协调，饮食的消化过程才能正常。《素问·六微旨大论》云："非出入则无以生长壮老已，非升降则无以生长化收藏。是以升降出入，无器不有。"故治疗胃癌，必先调理气机。在具体治疗上，林丽珠教授重视疏肝以和胃。因肝与胃为相克相乘之脏腑，胃的和降功能，有赖肝之疏泄，肝气不疏则土壅木郁，肝木克土。叶天士言："肝为起病之源，胃为传病之所。"因此，若要治胃，必先调肝，即所谓"治肝可以安胃""土得木而达"。除重视疏肝行气外，林丽珠教授主张治疗胃癌理气当以通降为法。盖胃为太仓，主受纳水谷和传化糟粕。胃为六腑之一，以通为用，以降为顺。只有胃气和降，才能腑气通畅；胃能受纳，气血才有生化之源，糟粕始能下行，邪毒才能随糟粕而清除有道。临床上胃癌患者多有嗳气、呃逆、恶心、呕吐、胃脘胸胁胀闷等脾胃气滞症状，林丽珠教授临床治疗用药，遇两胁胀闷、肝气不舒者，喜用四逆散以疏肝理气，并酌情选用佛手、八月札、合欢皮、郁金等性平和缓之品；遇嗳气不舒者，配木香、枳壳以宽中下气；遇食后胀甚或胀由食滞者，配莱菔子、焦山楂；遇胸膈痞满者，选用桔梗、瓜蒌皮；遇胀甚不解者，配厚朴、槟榔；胀由痰阻者，配法半夏、陈皮。因理气药多耗气、散气，故临证多以健脾益气药物与理气药物配合使用以调和之。

三、健脾补肾，脾肾并重

林丽珠教授认为，在五脏之中，脾胃居于中焦，为各脏腑气机转运之枢纽，脾胃为病，易旁及他脏，尤易影响肝、肾二脏功能。如《素问·刺禁论》云："肝生于左，肺藏于右，心布于表，肾治于里，脾为之使，胃为之市……中者，四运之轴，而阴阳之机也。"说明脾胃气机升降正常，则心肺之阳降，肝肾之阴升。脾胃衰败，则四脏亦衰，百病由生。胃癌患者至疾病进展，往往脾虚及肾，脾肾两虚。因肾为先天之本，全身阴阳之根，脾为后天之本，气血生化之源，"脾非先天之气不能化，肾非后天之气不能生"，两者相互滋生以维持人体的生命活动，故林丽珠教授在临床治疗中注重脾肾并重，具体用药除重视顾护胃气、健脾益气外，常选用桑寄生、桑椹、泽泻、怀牛膝、何首乌、菟丝子、熟地黄等以补肾。

四、化痰祛瘀，解毒抗癌

林丽珠教授在顾护胃气、理气和胃的同时，将化痰祛瘀、解毒抗癌作为胃癌治疗的一个重要法则。胃癌多在脾胃虚弱的基础上痰气交阻、瘀血热毒搏结而发病，为本虚标实之证，故痰、瘀、毒均宜去不宜留，正如《儒门事亲》所言："邪去而元气自复。"林丽珠教授提倡临床辨病与辨证相结合，辨病用药常从山慈菇、半枝莲、肿节风、白英、冬凌草、壁虎、露蜂房等药物中选取两三味以抗癌解毒消肿，并随证加减。胃热炽盛、口干口苦者，加蒲公英、栀子、白花蛇舌草、黄芩；嗳腐吞酸者，加黄连、吴茱萸、槟榔；胃脘刺痛、气滞血瘀者，选用桃仁、赤芍、土鳖虫、五灵脂、莪术、延胡索等；胃热伤阴者，加麦冬、石斛、天花粉；脾胃虚寒、泛吐清水者，加高良姜、白豆蔻；胃脘隐痛、喜温喜按、大便溏薄属脾肾阳虚者，以附子理中丸加减，酌情选用肉桂、高良姜、菟丝子、枸杞子、淫羊藿；气血双亏者，以黄芪建中汤加减，重用黄芪，并选用当归、山茱萸、熟地黄。

五、病案举例

患者梁某某，女，80岁。2016年2月27日无明显诱因出现恶心，呕吐暗红色胃内容物1次，量约400mL，排黑便1次，无腹痛、腹胀，伴有头晕、乏力及微汗出，间有心悸、气短，无咳嗽、咳痰，无胸闷、胸痛。入院时精神疲乏、恶心，查胃镜提示"胃体溃疡（活动期Ⅰ）、出血性胃炎"，因患者口服凝血药物治疗，故未钳取组织行病理活检，给予制酸护胃、对症支持治疗后症状好转出院。出院后患者仍有反复恶心及反酸嗳气之症状。2016年3月22日查胃镜提示"胃体溃疡"，钳取组织活检示"胃印戒细胞癌"，PET/CT检查胃部未见肿瘤表现，诊断"胃体印戒细胞癌"明确，患者家属表示拒绝手术及放化疗。就诊于林丽珠教授，诊见：精神疲倦，胃纳欠佳、恶心，进食后明显，反酸嗳气，无胃痛、呕血、呕吐等不适，胸闷气促，活动后加重，睡眠差，大小便正常。舌红，苔白厚腻，脉沉细。西医诊断：胃体印戒细胞癌cT1N0M0 Ⅰ期，胃体溃疡，慢性阻塞性肺病。中医诊断：胃癌病，证属脾胃失调。治疗以健脾益气、和胃止逆为法。处方：木香、砂仁各10g（后下），紫苏梗、陈皮各10g，法半夏、藤梨根、龙葵、肿节风、白术、竹茹、瓦楞子各15g，党参、茯苓各25g，甘草5g。14剂，每天1剂，水煎服。经治疗，患者恶心、反酸、嗳气症状明显好转，对治疗恢复信心。于2016年6月21日始口服替吉奥，为2周方案，21天为1个疗程。至2016年9月6日化疗第4程结束，其间出现轻度白细胞低下，给予升白细胞治疗及中医补肾健脾生髓法治疗后恢复。患者坚持3周复诊1次，口服替吉奥化疗1年后停止服用，2017年7月10日复查胃镜：胃体溃疡大致同前，病理活检未见癌。后坚持1个月复诊1次，中医处方以健脾益气、宣肺化痰为法。随访至 2021年4月，患者发病已近5年，坚持以中医药治疗4年余，未见胃癌恶化，生活质量良好。

按：该患者为80岁高龄女性，且合并比较严重的慢性阻塞性肺病，病灶虽小，但无法承受手术治疗。予以中医药治疗联合口服化疗，患者病情控制良好。中医治疗重视调理脾胃，扶正以祛邪。患者在门诊坚持中医药调治，至今已5年，未见病情恶化，足见中医辨证治疗之优势。

第五节 林丽珠教授辨治鼻咽癌经验介绍

一、病机首责邪热犯肺、肝郁痰凝

鼻咽癌属中医古籍“颃颡岩”范畴，《灵枢·经脉》载：“肝足厥阴之脉，起于大指丛毛之际……挟胃属肝络胆，上贯膈，布胁肋，循喉咙之后，上入颃颡，连目系，上出额，与督脉会于巅……其支者，复从肝别贯膈，上注肺。”文中之“颃颡”与现代“鼻咽”的解剖部位吻合，为足厥阴肝经所过之处。因此，林丽珠教授认为鼻咽癌病位虽在鼻窍，但实为机体在致病因素作用下的局部病理反应，鼻咽虽属肺气所主，但与肝脏关系密切。邪热犯肺、肝郁痰凝是鼻咽癌的重要病因病机。患者或因热邪外侵，而“温邪上受，首先犯肺”，肺气为邪热壅闭，致肺失宣降，无以清肃，化生痰浊，痰热互结于颃颡，化生本病。肺开窍于鼻，故可见鼻塞涕血，鼻衄；化生痰浊，故可见咳嗽痰黄，伴口苦咽干，尿黄便结，舌红，苔薄黄，脉滑或数。又或因肝气郁结，致气机失常，气滞血瘀痰凝，结聚于颃颡，日久成岩，化生本病。《难经》载“肝气逆则头痛，耳聋，颊赤”，故肝气郁结可见胁肋胀满，烦躁易怒，头晕目眩，耳鸣耳聋，复视；痰凝可见颈核肿大；血瘀可见时有涕血；肝郁日久化热，“胆移热于脑宎额则鼻渊”，可见鼻流浊涕不止，舌红，苔薄白、白腻或黄腻，脉弦或滑。鼻咽癌经放疗、化疗攻伐后，耗气伤阴，致肺肝肾阴虚，表现为口干咽燥，气短乏力，舌红，苔少，脉细数。林丽珠教授根据整体观念，在鼻咽癌治疗上常从肺、肝入手。

二、治疗上重视宣肺清热、疏肝理气

林丽珠教授守鼻咽癌病机，治疗上重视宣肺清热、疏肝理气。肺主气，肺气宜宣宜降，若肺气为热邪壅闭，则宣降不利。《素问·脏气法时论》云："肺苦气上逆，急食苦以泄之。"然肺为娇脏，清虚而处高位，用药宜轻清，在清泄肺热的同时，应宣畅肺脏，达到祛除疾病的目的。肝脏喜条达而恶抑郁，肝气条达则五脏六腑之气、血、津液畅行无阻，气血冲和则百病不生。鼻咽癌患者多肝郁痰凝，临床用药应顺肝之生理特性，以疏肝理气之法，解其郁结。同时，林丽珠教授认为，鼻咽癌患者的治疗应重视中西医结合，目前放射治疗仍是鼻咽癌最有效和最主要的治疗手段，然放射线为火邪热毒，往往耗气伤阴，致肺肝肾阴虚，故临证应配合运用中医药，在辨证论治的基础上重视清肺热、疏肝气、养肾阴。

三、临证用药经验

林丽珠教授临证治疗恶性肿瘤提倡辨病与辨证相结合，用药独特且不乏灵活性，其运用中医药治疗鼻咽癌，常以清气化痰丸清肺热，以逍遥散加减疏肝气，在临床各证型中配伍使用，取得良好的效果。其辨病，采用壁虎、僵蚕、石上柏、山慈菇、白花蛇舌草等抑瘤药物。其辨证，痰结者加猫爪草、海藻、皂角刺、浙贝母；血热妄行者加栀子、青黛、牡丹皮；肝郁化火者加蒲公英、夏枯草、牡丹皮、栀子；瘀毒阻塞脑络者加钩藤、地龙、蜈蚣、川芎；脾虚者加党参、茯苓、白术、薏苡仁、泽泻；热甚伤阴、口干舌燥者加麦冬、石斛、天花粉、女贞子、墨旱莲，此种类型忌苦寒败火之品，宜在清热的同时注意滋阴，取"留得一分津液，便得一分生机"之意，同时可加灯心草等清热利尿之品，使邪有出路；腰背酸软、证属肾虚者加山茱萸、墨旱莲、女贞子、杜仲等，此种类型忌温热大补之品，以免温热太过，灼伤真阴。

四、病案举例

黄某，男，54岁，住院号：142123。患者于2003年年初确诊为鼻咽分化型非角化性癌T2N0M0Ⅱ期，行鼻咽+颈部根治性放疗，疗效评价为CR（完全缓解）。2009年7月发现左上颈有肿物且呈进行性增大，2010

年6月25日行CT示左侧上颈深间隙多发淋巴结肿大。经淋巴结穿刺活检术确诊为鼻咽癌复发。首诊见：精神差，鼻塞，流黄涕，左颈肿大，伴热痛，无溃烂翻花，口苦咽干，烦躁，头晕，纳眠差，大便干，小便黄，舌红，苔薄黄干，脉弦滑数。中医诊断：颃颡岩，证属肺热肝郁。治以宣肺化痰、疏肝理气。予清气化痰丸和消瘰丸加减。处方：胆南星、瓜蒌仁、黄芩、枳实、辛夷、浙贝母、三棱、莪术、夏枯草各15g，石上柏20g，猫爪草30g，皂角刺12g，壁虎、土鳖虫、甘草各6g。每天1剂，水煎400mL，早晚分服。服药后诸症逐渐减轻，其间给予左颈淋巴结放疗及PF方案化疗6个疗程，末次化疗时间为2010年10月21日，疗效评价为CR。患者于2012年3月再次出现左颈肿物（2cm×2cm），伴溃烂翻花，因放疗耐受剂量所限，仅给予左颈部深部X线消炎剂量放疗，溃烂面愈合，患者拒绝进一步化疗，门诊给予中医药治疗，辅以止痛对症处理，左颈肿物缓慢增大。末次放疗后坚持口服中药治疗4个月，随访至2013年7月仍生存，左颈肿物2.5cm×2.5cm，生活起居如常人，KPS＞80分。

五、结语

鼻咽癌是我国南方最常见的头颈部恶性肿瘤，广东省是全世界鼻咽癌最高发的地区。放射治疗是鼻咽癌的主要治疗手段，单纯放疗5年生存率为40%～70%[1-2]。晚期鼻咽癌单纯放疗疗效较差，3年生存率为9%左右[3-4]。王成涛等[5]研究发现，发生远处转移的鼻咽癌患者，采用放化疗相结合的综合治疗手段，中位生存期可达19.03个月，提示对于转移性鼻咽癌患者应运用综合治疗手段，在积极控制原发灶的同时辅以全身化疗。故林丽珠教授主张该病在应用西医治疗手段的同时，尽早介入中医药治疗，并将其贯穿于整个治疗过程，坚持辨病与辨证、扶正与祛邪相结合，以达到治疗目的。林丽珠教授强调，早期患者在中医辨证基础上，应加大攻邪力度，可加用峻猛之品以毒攻毒，并结合西医方法进行辨病治疗，即加用放疗、化疗等治疗方法以控制局部瘤体的发展。晚期患者则强调综合治疗，兼顾全身及局部治疗，着重改善患者症状，提高患者的生存质量，延长其生存期，倡导“带瘤生存”的理念[6-8]。

第六节 林丽珠教授辨治淋巴瘤经验介绍

淋巴瘤相当于中医学文献记载的“恶核”“痰核”“失荣”“阴疽”“瘰疬”等范畴。《灵枢·寒热》曰：“寒热瘰疬在于颈腋者，皆何气使生？岐伯曰：此皆鼠瘘寒热之毒气也，留于脉而不去者也。”提出“瘰疬”病名。中医认为，凡淋巴结肿大皆与“痰”有关，所谓“无痰不成核”。如陈实功《外科正宗》云：“失荣者……或因六欲不遂，损伤中气，郁火所凝，坠痰失道，停结而成。”

林丽珠教授从事中西医结合治疗肿瘤疾病30余载，医德高尚，医术精湛，擅长运用中医药治疗中晚期肿瘤。林丽珠教授在长期的临床实践中积累了诊治淋巴瘤的丰富经验，笔者跟师临证学习，获益匪浅，现将林丽珠教授治疗淋巴瘤经验介绍如下。

一、治病求本，尤重肺脾

林丽珠教授认为，淋巴瘤以正虚为本，主要是脏腑气血阴阳失调，气滞、痰浊、水湿、瘀血、癌毒相互搏结而成。病机主要责于内虚与痰结，故补虚和祛痰为治疗关键。在各脏腑内虚当中，尤重肺脾。肺主气而司治节，通调水道，脾主运化水谷精微，如果上述脏腑功能失调，气机郁滞或阳气衰微，不能正常运化津液，使其停聚于机体某一部位，与邪毒郁火相搏，凝结成痰。“痰随气升，无处不到”，痰留于经络筋骨，则恶核丛生。淋巴瘤早期多表现为淋巴结肿大，多与“痰”有关。然脾为生痰之源，肺为贮痰之器，治痰不理脾肺，非其治。《医方集解》云：“气有余则为火，液有余则为痰，故治痰者必先降其火，治火者必顺其气也。”庞安时亦云：“人身无倒上之痰，天下无逆流之水，故善治痰者，不治痰而治气，气顺则一身之津液亦顺矣。”因此，林丽珠教授在临证中常以顺气为先，继而实脾燥湿，常用宣肺理气及健脾化痰药，宣肺理气药常用杏仁、桔梗、枳壳、八月札、法半夏等，健脾化痰药常用党参、茯苓、白术、黄芪、薏苡仁等。

二、痰瘀并治，解毒散结

林丽珠教授认为，恶核之病，痰浊常与瘀血相兼致病，除痰阻而气滞，久而成瘀外，先由瘀血内停，气机闭阻，亦可致津液不能正常输布，聚而成痰。明代陈实功云："失荣由于郁火，或忧思喜怒，气血凝结而成。"后世唐容川在《血证论》中亦云"血积既久，亦能化为痰水""须知痰水之壅，由瘀血使然，但去瘀血，则痰水自消"，进一步说明了痰湿与血瘀的关系，以及祛瘀而治痰的机制。故林丽珠教授在临证中常将除痰散结药与活血化瘀药并用，以猫爪草、夏枯草、浙贝母、桃仁、土鳖虫、茯苓、桔梗为基本方进行加减，兼顾理气化痰与祛瘀解毒散结。方中以猫爪草、夏枯草、浙贝母除痰散结通络，以桃仁、土鳖虫攻坚破积，以茯苓健脾益气，以桔梗宣达肺气、解郁化痰。辨证加减：寒痰凝滞者加桂枝、菟丝子、威灵仙等温阳散结，气郁痰结者加柴胡、芍药、枳壳、香附、八月札、杏仁等理气通络，湿毒内蕴者加连翘、蒲公英、土茯苓、白花蛇舌草、鱼腥草等解毒化湿，脾气虚弱者加黄芪、党参、白术、薏苡仁、茯苓等补气健脾，肝肾阴虚者加牡丹皮、女贞子、墨旱莲、天花粉、麦冬、葛根等滋补肝肾，痰瘀互结较重者加皂角刺、法半夏、山慈菇、海藻、昆布、牡蛎等软坚散结，癥积肿块者加丹参、莪术、红花等活血化瘀，顽痰难消者加僵蚕、壁虎、地龙、露蜂房等虫类药物以搜痰剔络、攻坚破结。

三、病案举例

梁某某，女，72岁。患者于2002年12月因"右上腭肿物"到佛山市顺德区第一人民医院五官科行手术切除，同时发现右颈多发淋巴结肿大，遂行上腭部肿物切除＋颈部淋巴结清扫术，术后病理示：非霍奇金淋巴瘤（B细胞型），术后予CHOP方案化疗6个疗程，未行放疗。2007年5月再次发现右上腭肿物，本院行右咽侧壁肿物活检，经中山大学附属肿瘤医院病理会诊，确诊为NHL（非霍奇金淋巴瘤）复发，本院再次予CHOP方案化疗6个疗程，并予口咽部放疗DT 50Gy，过程顺利，疗效达到CR，定期复查病情稳定。2008年1月因消瘦、口咽干燥就诊于林丽珠教授，诊见：消瘦，口咽干燥，吞咽时呛咳，长期有咳嗽，咳少量黄痰，质黏，活动后气促等症状，胃纳差，眠欠安，大便干，小便正常，舌光红，少苔，脉细数。西医诊断：口咽部非霍奇金淋巴瘤术后复发放化疗后；支气管扩张。中医诊断：恶核病，证属阴虚痰热，治以滋阴解毒、清热化痰。处方：玄参15g、生地黄20g、麦冬20g、北沙参15g、天花粉15g、石斛20g、浙贝母15g、桔梗15g、僵蚕10g、猫爪草15g、杏仁10g、鱼腥草15g、黄芩15g、枳壳15g、甘草5g，每天1剂，水煎服，并口服安康欣胶囊。患者坚持每个月复诊1次。2017年6月开始出现腹股沟、腹膜后多发小淋巴结肿大，考虑淋巴瘤复发可能性大。患者因体质瘦弱拒绝活检及进一步治疗，坚持门诊中医药治疗。予以化痰软坚散结为主，配合补气、化痰。腹股沟淋巴结时大时小，腹膜后淋巴结稳定，无其他部位淋巴结肿大。患者坚持口服中药13年余，至今仍生存。

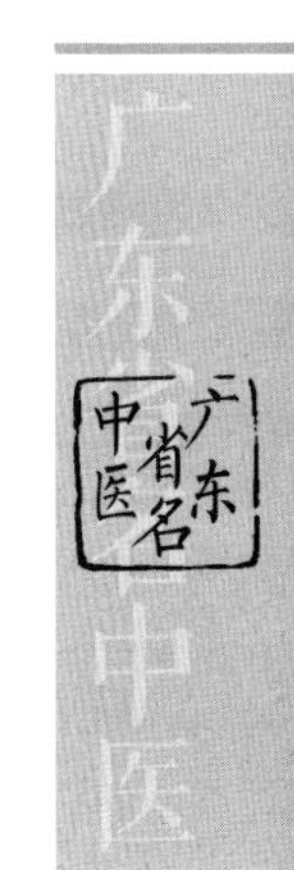

第七节　林丽珠教授治疗恶性肿瘤常见放射副反应经验介绍

一、病机首责热盛阴伤

放射治疗是恶性肿瘤治疗中最常用的一种治疗方法，虽然能够有效消灭肿瘤细胞，但由于放射线对肿瘤细胞和正常细胞同时产生生物学效应和破坏作用，故正常组织亦受到一定的损害，称为放射副反应。放射副反应与照射面积的大小、照射量的多寡，以及放射疗程的长短有密切的关系，放射线电离辐射产生生物学效应引起的反应症状如果不能完全恢复，则可遗留不同程度的后遗症。临床上急性期表现为咽干舌燥，咽喉肿痛甚至糜烂，皮肤潮红、有灼伤感，咳嗽，痰黄，小便短赤，大便干结；日久表现为眩晕，耳鸣、耳聋，潮热，心烦，失眠多梦，消瘦。传统中医对放射治疗无认识，现代中医根据中医基础理论，通过对放射副反应及其后遗症的辨证，推断放射线的中医药属性"火邪""热毒"。中医基础理论认为热（火）邪的性质和致病特点：①为阳邪，易伤津耗气，临床表现为口干口渴、小便短赤等津液耗伤症状和神疲乏力等气虚症状；②性炎上，临床表现为发热、心烦、口渴、汗出等阳热亢盛症状和面红目赤、舌质红，或口舌生疮，或牙龈肿痛等火性炎上症状；③易生风、动血，临床表现为高热、四肢抽搐、颈项强直、角弓反张、两目上视等生风症状和吐血、衄血、便血、尿血、皮肤发斑等动血症状；④易扰心神，临床表现为心烦、失眠，高热则可引起神志异常；⑤易致疮疡，临床表现为疮疡局部红肿热痛、久则化脓，伴发热心烦、口渴等症状。这些性质和致病特点与放射副反应的临床特点基本相似，故林丽珠教授认为放射副反应的病因属"火邪""热毒"，病机为热盛阴伤。

二、舌脉辨证剑胆琴心

《难经》云："望而知之谓之神。"因五脏六腑通过经络与舌体有密切关系，故舌诊是望诊的重要组成部分。林丽珠教授临证望诊放疗患者的舌象时，除观察舌质、舌苔外，还重视观察舌之津液的多寡。放射副反应的早期，以热邪炽盛为主，舌质红或紫红，舌苔薄黄或黄腻；日久则肝肾亏虚，阴精亏耗，可见舌质暗红或红绛，无苔或光苔；病危之际则舌光无苔如镜面，抚之无津。故舌诊可判断患者病期早晚，推测患者阴虚程度及预后。林丽珠教授还重视脉象的研究，认为有放射副反应的患者以数脉为主脉，洪而数者为热邪炽盛，弦而数者为热证夹有疼痛、痰饮，滑而数者为夹湿，细而数者为阴虚，细数无根为疾病急速发展，脉细如丝，重按中空，多见于恶病质的患者。故通过脉象可辨知病机。

三、治疗强调清热养阴

中医治则强调"补其不足，泻其有余"，因放射副反应的病机为热盛阴伤，故林丽珠教授认为其中医治法应该是清热、养阴。由于处于放射治疗的阶段不同，以及患者体质存在差异，因此放射副反应的热证既有气分与血分之分，又有夹湿、夹瘀之异。热在气分者选用石膏、知母、栀子、芦根、竹叶等清热泻火药，痈疽疮疡、热毒炽盛者用金银花、连翘、蒲公英、山豆根、半枝莲、白花蛇舌草等清热解毒药物，热在血分者选用生地黄、玄参、紫草等清热凉血药，夹湿者选用黄芩、黄连、黄柏、苦参、秦皮等清热祛湿药物，夹瘀者选用赤芍、牡丹皮、牛膝、桃仁等化瘀药物。林丽珠教授认为养阴保津法应贯彻放射副反应治疗的始终，她常常引用温病学说中的一句话"留得一分津液，便得一分生机"强调阴液的重要性。而人体阴液包括精、血、津液，故养阴法可通过应用有生津养阴、补血填精作用的方药来滋补阴液，调节阴阳偏颇。而具体临证时，可根据病症及病变部位的不同辨证论治，试阐述如下。

（1）放射性口腔黏膜炎：放射性口腔黏膜炎是头颈部恶性肿瘤放疗常见的副反应，发生率为46.0%～78.1%，多发生在靶区照射剂量达

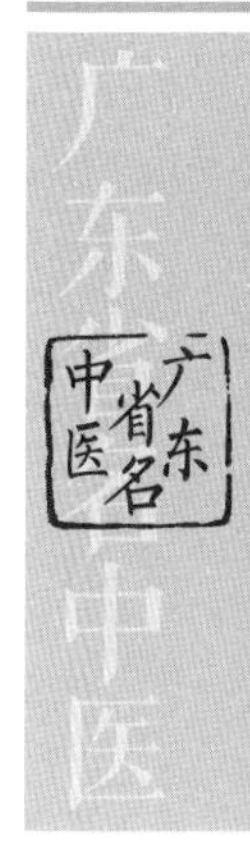

20～30Gy时[9-10]。轻者口腔黏膜出现充血水肿，患者表现为口干咽痛、吞咽不适等症状；重者口腔黏膜出现白膜反应，甚至出现溃疡和渗血，患者表现为烦躁不安、口咽疼痛、声音嘶哑和吞咽困难等症状，部分患者合并有程度不同的低热和呼吸困难，少数患者则因吞咽疼痛而不能进食，最终导致营养不良，身体抵抗力下降。林丽珠教授认为放射性口腔黏膜炎属中医“口疮”范畴，是由于热盛蕴结成毒，伤阴灼津，直接灼伤口腔黏膜，而致咽干疼痛、口腔黏膜溃疡。因舌为心之苗，喉属肺系，治宜清热凉血、清心育阴，方用清营汤加减（水牛角、生地黄、玄参、竹叶心、麦冬、丹参、黄连、金银花、连翘）。在鲜药治疗方面，由于口腔溃疡影响进食，可用五汁饮频频呷吸（梨汁、荸荠汁、鲜芦根汁、麦冬汁、藕汁）。对于癌症晚期、放疗日久出现严重气阴两虚的患者，予以上等铁皮石斛的新鲜药汁，频频呷服，可有效改善患者疲倦、口干、潮热等症状。

（2）放射性皮炎：表现为皮肤红肿热痛，进而脱皮屑、脱毛发，阵阵发痒者，为干性皮炎；表现为肿痛潮红，皮肤破损、渗出大量黄色液体者，为湿性皮炎[11]。常伴口渴唇燥，发热，大便秘结，舌红，苔黄或腻，脉数。林丽珠教授认为放射性皮炎是由于放射线之邪热耗伤肺气，而肺主气属卫，具有宣发卫气、输精于皮毛的生理功能，肺与皮毛相表里，肺气虚，则皮毛憔悴枯槁，复加热毒局部浸淫，损伤皮肤，引起皮肤红斑、脱屑、热痒、溃疡。中医属“疮疡”“烧伤”范畴。治宜辛凉宣肺、甘苦养阴，方选牛蒡解肌汤加减（牛蒡子、薄荷、连翘、栀子、牡丹皮、石斛、玄参、夏枯草、黄芩、白花蛇舌草、石膏）。外治方面，采用鲜芦荟汁联合冰片及滑石粉制作成复方芦荟汁制剂，外敷放射野皮肤，每次保持30～60min，每天1～2次。其机理是芦荟能提高创面肉芽组织中透明质酸和硫酸软骨素β的含量，促进基质糖胺聚糖（GAGs）的合成，修复创面；冰片味辛苦，性凉，有止痛防腐的作用；滑石具有润滑性、耐火性，以及遮盖力良好、柔软等理化特性，能有效对抗放射线的“火邪热毒”引起的放射性皮炎[12]。

（3）放射性鼻窦炎：临床表现为鼻塞、流脓涕、口鼻秽臭、头痛，甚至鼻出血等，严重影响患者的生活质量。病机是放射线损伤鼻部，鼻窍阻碍不通，从而出现不同程度的症状。林丽珠教授认为放射性鼻窦炎属于中医“鼻渊”“脑漏”的范畴。其治疗应采用宣肺通窍、清热生津法。方选苍耳子散加味[13-14]（苍耳子、辛夷、白芷、薄荷、黄芩、连翘、葛根、甘草）。外治法采用中药封包治疗：将如意金黄散用水调成膏状，制成中药封包，敷于患者的前额、鼻梁、上颌窦处，压紧药物，胶布固定，松紧适宜，敷1～2h，每天1～2次。

（4）放射性肺炎：本病是胸部肿瘤放射治疗常见的并发症。肺为娇脏，不耐寒热，喜润而恶燥。放射线极易灼伤肺阴，耗伤肺气，出现气阴两虚症状，表现为不同程度的干咳少痰、气短乏力、咽干口燥、潮热等，急性期还会咳痰、发热。林丽珠教授认为放射性肺炎属于中医“咳嗽”“喘证”“肺痿”等范畴，其治疗应将养阴生津法贯穿始终，方选增液汤加减。在林丽珠教授这一指导思想的启发下，广州中医药大学顺德医院肿瘤一科遵君臣佐使组方原则创制的“增液解毒颗粒”被制成院内制剂。方中玄参苦咸寒，养阴生津，启肾水而滋肠燥，为主药；配伍麦冬之甘寒入肺胃，可辅助玄参清热生津润燥；再合生地黄味甘性寒，入北水凉心营。三药合用，共奏甘寒养阴、增液清热润燥之功。加味北沙参、天花粉解热止渴，党参、黄芪、五味子益气生津，阿胶润肺养阴，岗梅根、山豆根、金银花清热解毒。该制剂应用于临床可有效防治放射性肺炎[15-16]。

（5）放射性脑病：表现为头痛、记忆力减退、遇事善忘、多语、恐惧、失语、答非所问，甚则偏瘫、二便失禁。放射线照射骨骼髓海，热邪伤阴，经脉阻滞，肾精不足，脑髓空虚，髓减脑消，故神机失用。林丽珠教授认为放射性脑病属中医“健忘”“痴呆”范畴，治宜滋肾养阴、通络祛瘀，方用左归饮合补阳还五汤加减（熟地黄、山茱萸、枸杞子、菟丝子、龟板胶、川牛膝、当归尾、黄芪、地龙、桃仁、红花、三七）。

四、病案举例

病案1：谭某某，女，78岁，住院号：191326。患者于2014年9月因发现左乳肿物到顺德区妇幼保健院行手术治疗，术中冰冻病理确诊为左乳腺导管癌，遂行左乳腺癌改良根治术，术后确诊为左乳腺浸润性导管癌pT2N3M0Ⅲc期，于2014年10月28日至2015年3月3日在我院行“紫杉醇（脂质体）195 mg＋环磷酰胺700 mg”方案化疗6个疗程，过程顺利。化疗结束后于2015年3月3日至2015年4月18日予以左锁骨上、左胸壁、左内乳淋巴结引流区姑息性三维适形放疗：TD50Gy/25F，于2015年5月4日至2015年5月13日予以左锁骨上淋巴结引流区、左胸壁、内乳区缩野放疗TD14 Gy/7F。其间复查胸部CT发现左肺放射性肺炎。予以加强化痰、激素治疗等后症状好转出院。2015年5月底出现口干咽干，咳嗽，咳白痰，于5月28日早测体温发现体温高达39.5℃，伴活动后气促，无畏寒寒战，无头痛头晕，无胸闷心悸，无腹痛腹胀，小便短赤，大便秘结。入院后查胸片提示左上肺炎症改变。西医给予激素、抗炎、化痰治疗。中医查舌红，苔黄腻，脉细数。辨证属热毒蕴肺，阴津受损。治以清热解毒、养阴生津，方选增液汤加减。处方：金银花30 g、玄参15 g、麦冬15 g、生地黄15 g、北沙参15 g、天花粉10 g、党参20 g、黄芪20 g、五味子15 g、阿胶10 g（烊化）、岗梅根15 g、山豆根10 g、甘草5 g。14剂，每天1剂，水煎至400 mL，分2次服。并嘱进食蜂蜜、绿豆沙、雪耳、梨汁、荸荠汁等清凉、生津之品。治疗1个月后患者烧退，气促缓解，可步行数百米，稍咳，无痰，胃纳可，精神佳。上方中去玄参、岗梅根、山豆根，加丹参15 g、川芎10 g、泽兰15 g以活血化瘀，每天1剂。连服3周后，咳嗽基本消失，复查胸片提示左肺放射性肺炎完全消失。随访半年，生活质量良好。

病案2：欧某某，男，71岁，住院号：151172。患者因“鼻塞、涕血”于2011年8月在行鼻咽CT检查时发现“鼻咽肿物”。后在本院行鼻咽镜检查确诊为鼻咽分化型非角化性癌（B1100690）T2N0M0 Ⅱ期。遂行鼻咽＋颈部放疗70 Gy/35F，放疗2周后出现颈部皮肤潮红，咽痛，吞咽食物时明显，伴发热，体温37.6～38.5℃，无寒战、鼻塞、流涕、咳嗽、咳痰等，查体：咽部充血（＋＋＋），咽后壁可见白膜覆盖，双肺呼吸音粗，未闻及明显干湿性啰音。考虑放射性咽炎急性期，西医给予喷喉、抗感染治疗。中医查舌红，苔黄厚，脉数。辨证属肺卫热盛，治以清营凉血利咽，处方：水牛角30g、生地黄20g、玄参15g、竹叶15g、麦冬15g、丹参15g、黄连5g、金银花15g、连翘15g、板蓝根15g、岗梅根15g、甘草5g。同时予五汁饮频频呷吸（梨汁、荸荠汁、鲜芦根汁、麦冬汁、藕汁）。治疗过程顺利。1周后患者咽痛缓解，可进食冷粥及汤水，至治疗结束，肿物完全消失，后定期复查未见复发及转移。至今随访7年，生活如常人。

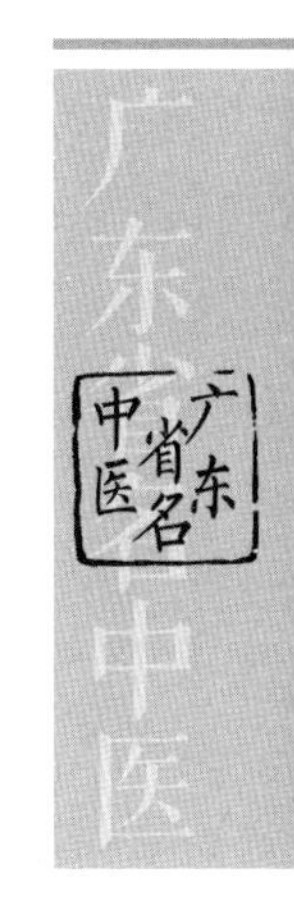

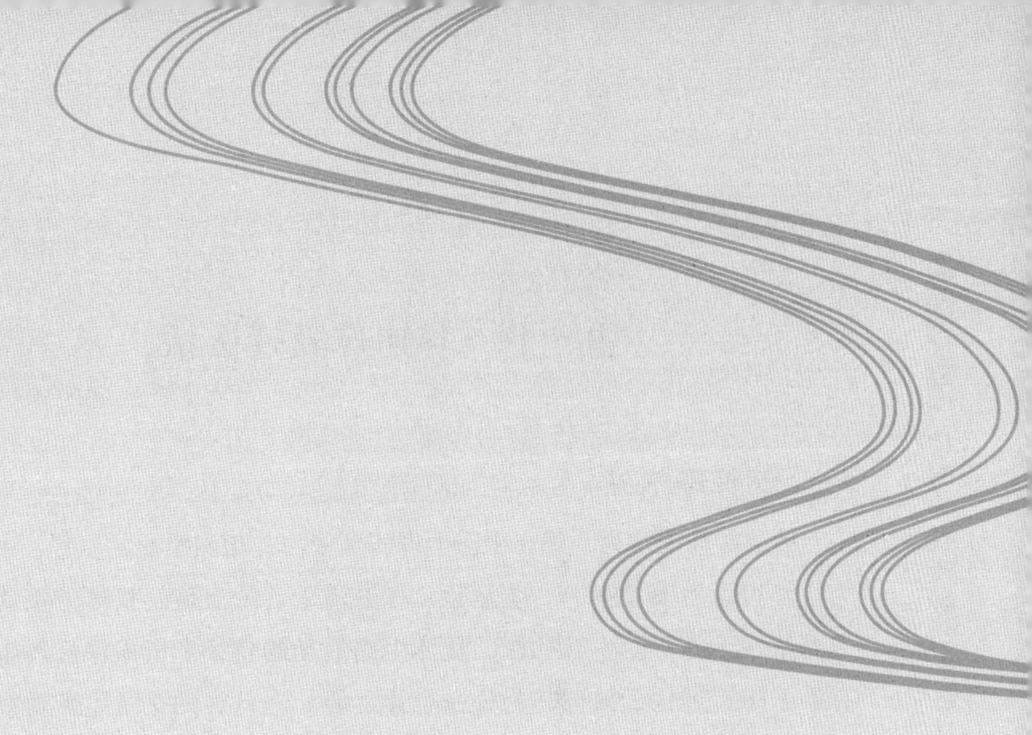

第二章

林丽珠教授医话及用药特色

第一节　林丽珠教授医话

一、健脾理气法

林丽珠教授认为，脾在中医生理病理中占有相当重要的位置，中医认为“脾胃为后天之本”，主运化，可升清阳、统血液，机体的消化运动主要依赖于脾胃的生理功能，机体生命活动的持续和气血津液的生化都有赖于脾胃运化，故称其为气血生化之源。一旦脾的正常生理功能的任一环节遭到阻断或运行不畅，就会产生脾的病理变化，而恶性肿瘤发生发展过程中的各方面变化与脾之功能密切相关。因此，健脾理气法在恶性肿瘤治疗中占据重要地位，凡恶性肿瘤见有神疲乏力、纳食减少、脘腹作胀、形体消瘦、大便溏薄和脾虚之舌象、脉象的均可运用健脾理气法治疗，而对于消化道恶性肿瘤，应用健脾理气法治疗尤为重要。林丽珠教授认为，脾的生理障碍与恶性肿瘤密切相关。脾主运化水谷津液。《素问·经脉别论》道：“饮入于胃，游溢精气，上输于脾，脾气散精，上归于肺。”这是一个正常的输布过程，而这个过程发生紊乱或遭到破坏就会造成水液在体内的不正常停滞，水谷不能运化，致脾虚，进而产生湿、痰、饮等病理产物，三者聚积煎熬成痰结，久之形成肿块，恶化为肿瘤。脾主统血，有统摄血液在经脉之中流行，防止血液逸出脉管之外的功能。脾健则血液运行如常，周而复始，输送精微于全身。脾的这一功能被削弱或抑制后可致脾虚，造成其固摄作用障碍，血不摄生，运行混乱，不循常道，出走于脉外，如走于肌肤经脉、五脏六腑等血不应所之处，继而运行迟滞，则成瘀血。瘀血者血之停留瘀阻也，久之积成肿块，可与痰凝，可与气结，相结相搏，恶化为肿瘤。脾主升，即脾气主升，这是相对于胃的降浊功能而言的，其表现是脾的气机运动状态，故说脾以升为健。假如这样的运动状态失去平衡，则出现该升不升，该降不降，使得脾的运化和统摄作用发生变化，气的升降运动状态出现不平衡，则会发生气滞。气机不利，升降运动失司，也是脾气运动功能的衰退表现，是脾虚的一个方面，气滞则血瘀，气滞则痰结，痰瘀壅塞，形成肿块，则为肿瘤。恶性肿瘤的生长、发展是一个体内邪正消长的过程，恶性肿瘤形成的原因一方面是脾虚，另一方面是客邪留滞或邪毒内生，大量的临床和实验研究证明，健脾理气法可以防治恶性肿瘤的发生和发展。

林丽珠教授认为运用健脾理气法治疗恶性肿瘤可以起到良好的作用，例如在大肠癌的治疗中，其疗效较单纯姑息切除或单纯化疗显著提升，癌胚抗原（CEA）和血清唾液酸测定结果显示，大部分患者病情稳定。临床研究表明，健脾理气中药具有调节肿瘤患者免疫功能的作用，且具有一定的抑制肿瘤作用。

二、化痰湿于健脾之中

林丽珠教授认为，肿瘤与痰滞作祟密切相关。痰饮既是许多癌症的致病因素，又是癌症发展过程中的病理产物。痰为阴邪，其性黏滞，易伤阳气，久则必致气虚阳弱，运化失司。气虚失运反过来又会进一步加重痰浊凝滞，进而影响气血生化，壅塞气机，阻滞血行，变生百病。最终形成顽痰老痰，胶结凝积，发为肿瘤。脾为生痰之源，肺为贮痰之器，痰湿与肺、脾两脏关系密切，脾为中焦土脏，司运化，脾虚则痰湿内生。培土方能生金，故痰湿内蕴为肿瘤发病之标，脾气虚弱实为病机之本。

根据痰湿与脾虚这一对病机标本的辩证关系，林丽珠教授认为，祛痰和健脾为治疗关键，临床应注重将二者有机结合，兼顾标本两端。以肺癌为例，治疗肺癌离不开治痰，而肺癌之痰，其本在于脾虚。患者常出现咳嗽痰多、胸闷气短、疲乏懒言、纳呆消瘦、腹胀便溏、舌边有齿痕、苔白腻、脉濡缓滑等脾虚兼痰湿的见症。依据气与痰的关系，治宜宣肺理气、健脾化痰。林丽珠教授临床常以六君子汤合清金化痰汤加减

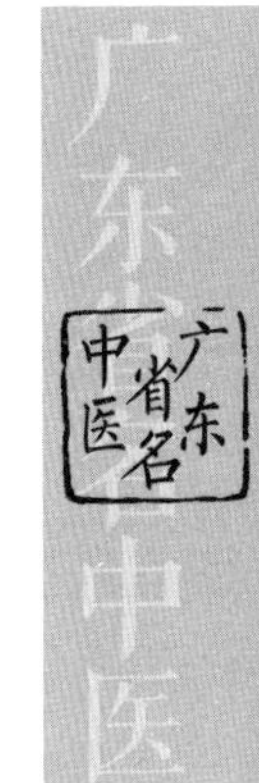

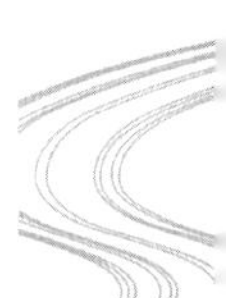

治之。方中多用党参、白术、猪苓、茯苓、薏苡仁等以奏健脾化湿之功，并用生天南星、生半夏、桔梗、瓜蒌、浙贝母、山慈菇、鱼腥草等以取化痰散结之效。健脾化湿每重用党参、茯苓，以益气健脾，顾护中焦，助生气血生化之源。健脾祛湿、除痰散结这一基本治法体现了标本兼顾、补泻并行的对立统一思想。

三、清瘀热于养阴之中

阴虚与瘀热是肿瘤辨治过程中又一对标本矛盾。林丽珠教授认为，阴虚为病之本，阴虚则虚热内生，反过来煎熬津液，津亏液少，则血液黏稠不畅，故形成瘀血，瘀结日久，必成癥瘕积聚。瘀血为病之标，有形之瘤块本身即瘀血的微观辨证依据。阴虚生内热，此为虚热。气滞不舒，血行不畅，郁结而化热，此乃实热。虚热实热互引煽动，与瘀血结为瘀热，甚则酿生热毒，热毒与瘀血反过来又加重阴血暗耗，标本之间互为因果，形成恶性循环，加重肿瘤的病情。论及阴虚病位，临床多责之肝肾二脏，因乙癸同源，若肾阴不足，则不能滋养肝阴，此即水不涵木，临床可见明显的肝肾失养、阴虚内热之象。

因此，林丽珠教授认为，阴虚瘀热是肿瘤常见病因病理之一，为本虚标实之证。治疗当以育阴散结、化瘀清热为法，尤其在肝癌、肺癌、肾癌、食管癌、鼻咽癌等肿瘤中应用更为广泛。以肝癌为例，肝癌患者多先天失养，加之情志抑郁，以致肝气郁结，气滞则血瘀，瘀血结于腹中，日久变生癥积。瘀血内阻，郁结化热酿毒，热毒又耗伤阴液，临床可见潮热盗汗、咽干乏津、腰膝酸软、腹痛拒按（可扪及肿块）、发绀、舌红、苔黄、脉弦细数等症，均为肝肾阴虚、瘀血内阻之辨证依据。滋肾水、养肝阴为治本之道，林丽珠教授临证遣方多用二至丸、一贯煎等化裁。处方常以当归、大黄为君，并以女贞子、山茱萸、墨旱莲、麦冬、生地黄、西洋参、五味子等辅佐君药滋补肝肾真阴，再配以土鳖虫、桃仁、八月札、半枝莲、溪黄草、龙葵、茵陈、栀子、白英等共奏清解瘀热之功。如此标本兼顾，寓攻于补，动静结合，可起到祛邪而不伤正、滋补而不碍邪的作用，利于患者病情的好转。

四、抑肝木于扶土之中

肝脾两脏生理病理关系密切，在消化系统中为一对相反相成的矛盾。脾居中焦，属土脏，主运化；肝属木，主疏泄。木土适度相克，有利于两脏生理功能的正常发挥，脾的升清及运化功能依赖于肝的疏泄功能正常。然肝为将军之官，主升、主动、主散，其性刚猛，以气为用，为脾之所不胜。临床常见肝气疏泄太过则横逆犯脾，此即木旺乘土。林丽珠教授认为，临床应正确把握二者的对立统一关系，泻肝利于健脾，扶土所以抑木。

临床上肝癌患者多现肝盛脾虚之证，缘患者素体虚弱，加之情志抑郁，以致肝气郁结，气滞则血瘀，瘀血结于腹中，日久变生积块。肝郁乘脾，加之饮食不慎，以致脾失健运，故肝癌患者多出现情志抑郁、胁腹胀痛等肝气疏泄失常，以及纳呆便溏、倦怠乏力等脾虚气弱的表现，舌淡暗、苔白、脉沉弦也均是肝盛脾虚之象。本病属本虚标实，林丽珠教授临床多以小柴胡汤合四君子汤治疗。林丽珠教授认为，小柴胡汤组方严谨，配伍精妙，升降并用，攻补兼施，切中肝癌肝盛脾虚之病机。方中重用党参，并常加山药、茯苓、薏苡仁、白术等以健脾益气，合半枝莲、柴胡、白芍、白花蛇舌草、猫爪草、溪黄草等以疏肝泻肝，并配以土鳖虫、地龙、大黄等以化瘀解毒抗癌。其疏肝泻肝，意在祛邪，健脾益气，旨在扶正。将两者有机结合，体现了见肝之病，知肝传脾，当先实脾的辨证思维。

五、安六腑于通降之中

在肿瘤治疗中，补与通又是一对相反相成的矛盾。林丽珠教授一方面重视补益中气，健脾益肺，顾护胃气；另一方面也注重通法，为病邪谋出路，并将“通”视为中医学理论中最有价值的理法范畴。肺与大肠相表里，二者生理病理上下相应。肺癌之本虚，其治多运用培土生金、益气化痰法；而标实显著者，则宜急则治其标，上病下取，急用通腑之法。肺热移于大肠，必使腑气通降，肺气方得肃降，水液输布，气机畅达，则瘀热毒邪得出路而退。大肠癌常见饮食不下、腹痛腹胀、大便秘结等症状，亦为腑气不通所致，林丽珠教授同样强调六腑以通为用、以降为和的治疗方法。如对于腹痛滞下、脏毒脓血、肠道梗阻等的治疗，皆以“标急”为主，以“通利”为务，常以木香槟榔丸化裁治疗，药用木香、槟榔、厚朴等理气下气要药。另以解毒得生煎（周岱翰教授经验方：大黄、黄柏、栀子、蒲公英、金银花、红花、苦参）直肠内滴注通降腑气，使糟粕得除，邪有出路。林丽珠教授认为，合理地运用通法，反而有利于保护正气。如治阳明腑实、热结旁流证，通腑泻热，不仅不伤正，反能起到急下存阴的作用，且由于浊毒得降，清阳得升，阴阳趋于平和。年迈的直肠癌患者常有脏器亏虚、肺脾气弱的表现，但仍有瘀毒蕴结大肠，此仍属本虚标实。急则治其标，首重通腑散结，兼顾正气之虚。林丽珠教授常运用下瘀血汤合白头翁汤化裁，以厚朴、法半夏、大黄、肿节风、白头翁等药行气通腑泻热，以桃仁、土鳖虫、莪术、山慈菇等化瘀软坚，并用党参、白术等味顾护正气。

六、平对抗于调和之中

在肿瘤的综合治疗中，对抗与调和这两大治则是对立统一的两方面。现代医学的手术及化疗、放疗、分子靶向治疗乃至中医药的峻猛逐邪方药侧重于对抗，对抗治则注重祛邪，体现兵贵神速，去邪务尽之道，但均有一定的伤正之虞：手术耗伤气血；化疗药物对机体“敌我不分”，在杀灭癌细胞的同时，也不同程度地损伤机体的正常细胞；放疗在杀灭肿瘤细胞的同时也不可避免地照射到一部分正常组织而产生一系列毒副反应；分子靶向治疗可引起皮肤的不良反应。对抗治疗多会损伤正气，一方面耗气伤血，体现为骨髓抑制引起的血细胞数下降、免疫抑制引起的抵抗力下降等，另一方面还可导致脾胃不和，出现呃逆、呕吐、饮食不下，造成患者形神俱损、大肉尽脱、身体羸瘦等虚损见症。

针对对抗的损伤，林丽珠教授尤其重视调和之道。正如吴鞠通所倡的“治内伤如相，坐镇从容，神机默运，无功可言，无德可见，而人登寿域”，从而彰显事半功倍之效，具体体现在顾护脾胃、调补气血、养阴保津等方面。结合中医学辨证，术后患者多见气血两虚等证；化疗患者多见脾胃不和，脾肾两虚；放疗患者多见气阴两虚，尤以阴虚火旺为著。放射线属热毒伤阴，故可将养阴保津法贯穿运用于肿瘤放射病治疗的始终，以滋阴调和放疗之弊。针对化疗对脾胃的影响，林丽珠教授采用健脾养胃、温中止呕的治法，方选小建中汤以调和化疗之弊。针对分子靶向治疗中表皮生长因子受体抑制剂引起的皮疹，林丽珠教授认为根本病机为阴虚血燥在内，而毒邪结聚在外。治疗以养阴润燥扶其本虚，再根据病邪的不同阶段进行宣肺、清热、凉血以解其标实，遣方常以荆防四物汤加减，配合皮肤外洗治疗而获效。肿瘤的中医药治疗，关键在于“和”，以调和之道平对抗之弊，方能扶正祛邪，标本兼顾，以求阴平阳秘。

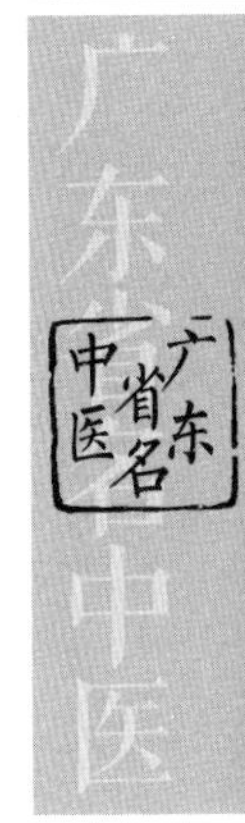

第二节　林丽珠教授用药特色之地区特色用药

萧步丹在《岭南采药录》中论述了岭南道地药材的重要性："百粤地濒热带，草木繁殖，中多可采以治病……是生草药亦医者所不可轻视也。"道地药材有明显的地域性，品种优良、生长环境适宜、产量较大、质量较优，岭南医家善用道地药材治疗恶性肿瘤。广陈皮、广佛手、广藿香、广郁金、广地龙、白花蛇舌草、溪黄草、半枝莲、田基黄、穿心莲、化橘红、鸡骨草、救必应、五爪龙、山慈菇等中药均被广泛应用于临床并取得良好疗效。

一、五爪龙

五爪龙（又名五指毛桃）为岭南习用草药，是以桑科榕属植物粗叶榕的根入药，其药用始见于清代何克谏的《生草药性备要》，其后吴其浚的《植物名实图考》、萧步丹的《岭南采药录》等均有记载。1977年五爪龙被收录于《中华人民共和国药典》（一部），《全国中草药汇编》《中药志》《中华本草》等大型辞书对其药用价值、原植物、地理分布、产销情况等亦有简要记述。其性平，味甘、辛，有健脾补肺、利湿舒筋、祛瘀消肿之功，用于治疗脾虚浮肿、食少无力、肺痨咳嗽、盗汗、风湿痹痛、产后无乳等。五爪龙是华南地区常见的药用植物。有"广东人参"之美誉，药用价值高，为岭南十大名药之一，是药食同源佳品，广东地区民间常用其来煲汤，称之为"南芪"。其应用历史悠久，保健作用广为认可。

现代药理研究证实，五爪龙的药理活性主要表现在改善呼吸功能，调节免疫系统，对胃肠道、肝起保护作用等方面，此外其也有抗氧化、抗衰老、抗菌及抗辐射等作用。

林丽珠教授总结多年临床经验，认为五爪龙有补气的作用，功能几乎跟黄芪差不多，但是黄芪偏燥热，而五爪龙补气而不燥，刚好适合在南方炎热的气候环境下应用。林丽珠教授辨治恶性肿瘤患者时，如发现有脾胃气虚，常选用五爪龙健脾益气，或将五爪龙作为食疗之物让患者坚持服用，以改善患者的虚证，增强患者的体质。林丽珠教授认为岭南地域的亚热带海洋季风气候炎热而耗气，潮湿而碍脾，故导致岭南癌症患者脾多虚弱、病多痰湿、不任攻伐的体质特点，临床上多见神疲乏力、面色无华、头身困重、胃纳不香、脘腹胀满、大便溏泄等症，故林丽珠教授以岭南健脾生髓膏方治疗肿瘤相关性贫血时重在健脾祛湿，多用五爪龙、熟党参、炙黄芪、薏苡仁、白术、茯苓、山药、白扁豆等中药[17]。

二、岗梅根

岗梅根又名百解、土甘草、天星根、山梅根等，为冬青科植物梅叶冬青的根，入药首载于《生草药性备要》，为我国南方民间常用药材，多用于治疗感冒、咽炎，也是广东传统凉茶如王老吉、沙溪凉茶等的主要原料。其味苦、甘，性寒，具有清热、生津、活血、解毒的作用，可用于治疗感冒、头痛眩晕、热病燥渴、痧气、热泻、肺痈、咳血、喉痛、痔血、淋证、痈毒、跌打损伤。林丽珠教授认为本药清热解毒利咽力强，在论治恶性肿瘤，尤其是头颈部肿瘤，属毒热之证时均可选用，尤对毒热聚结咽喉、出现咽喉症状者疗效更佳。常用于放射治疗后咽喉疼痛。配伍走上焦之石上柏、金银花、连翘、牛蒡子、诃子等使用，对减轻症状有较好效果。

三、龙脷叶

龙脷叶为广西常用壮药，又名龙利叶，其来源于大戟科守宫木属植物，主要分布于我国的广西、广东、福建等地，全草均可入药。中医认为龙脷叶性平，味甘、淡，具有润肺止咳、通便之功效，主要用于治疗肺燥咳嗽、口干、便秘等症。

林丽珠教授常用龙脷叶治疗肺癌之肺热咳嗽、痰黄黏稠，与清热解毒、止咳平喘药合用，可取得一定效果，还可以用龙脷叶煮瘦肉配合食疗。

四、救必应

救必应为冬青科植物铁冬青的干燥树皮，又名冬青仔、碎骨木、过山风、龙胆仔、白银香、白银树皮等。最初收载于《岭南采药录》，为《中华人民共和国药典》2020年版收录品种。其味苦、性寒，归肺、胃、肝、大肠经，具有清热解毒、利湿止痛之功效，用于治疗感冒发热、咽喉肿痛、痢疾、胃痛、跌打损伤、风湿痹痛、湿疹等。救必应主产于浙江、广东、广西、福建、江苏、安徽、云南、江西等地。此药材是一种颇具广东特色的药材。

现代药理学证实，救必应具有抗肿瘤的作用，李宗徽等[18]的研究表明救必应酸作用于人结肠癌细胞株（HT29）和人乳腺癌细胞株（MCF-7）的IC_{50}值分别为21.8 μmol/L和9.5 μmol/L。许睿[19]的研究表明，救必应酸对人鼻咽癌细胞株（CNE1）、人肝癌细胞株（Hep3B）、人鼻咽癌细胞株（CNE2）、人肺癌细胞株（A549）、人宫颈癌细胞株（HeLa）、人结肠癌细胞株（SW620）和人乳腺癌细胞株（MDA-MB-435）具有体外抑制活性；而救必应中提取出的化合物3β，19α-dihydroxyurs-12-en-24，28-dioic acid 对人结肠癌细胞株（LoVo）、人结肠癌细胞株（SW620）、人肝癌细胞株（Hep3B）和人肺癌细胞株（Bel-7402）具有体外抑制活性。赫玉芳[20]的研究表明，救必应酸对人恶性黑色素瘤细胞株（A-375）、人肺腺癌细胞株（SPC-A1）、人宫颈癌细胞株（HeLa）、人肝癌细胞株（HepG2）、人小细胞肺癌株（NCI-H446）均具有体外抑制作用，但针对不同的细胞株抑制作用有差异。

林丽珠教授常将救必应用于湿热下注型结直肠癌以及癌痛的治疗，辨证属于毒热证者疗效更佳，常配伍行气止痛或活血止痛药使用。

五、素馨花

素馨花为木樨科茉莉花属植物，以花或全株入药，味苦，性平，无毒。《岭南采药录》谓其解心气郁痛，止下痢腹痛。广州部队编《常用中草药手册》载：“（素馨花）治肝炎、肝硬化的肝区病，胸肋不舒，心胃气痛，下痢腹痛。”素馨花性平和，辛散中略带温润之意，不仅能舒畅肝气、生发肝阳，更能固护肝脏阴血，疗效较传统疏肝理气药物如柴胡、青皮、郁金等更为显著，可用于治疗肝郁气痛、心胃气痛、下痢腹痛。

林丽珠教授认为，乳腺癌的主要病因为肝气郁结、气机不畅，常用素馨花配伍四逆散或柴胡疏肝散，有行气解郁、条畅气机之功效。肿瘤患者常合并心悸、失眠、健忘等心系症状，用素馨花与合欢花、远志、炒酸枣仁、柏子仁等配伍，有养心安神的功效。

六、广陈皮

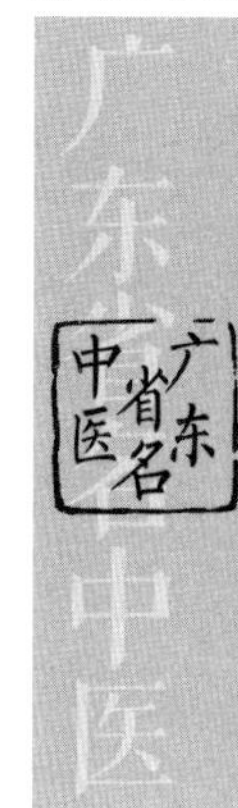

广陈皮为芸香科植物茶枝柑和行柑的干燥成熟果皮，广陈皮中又以新会陈皮为道地药材。广陈皮具有源远流长的药用历史，深受各代医家的青睐和尊崇。明代李时珍的《本草纲目》对广陈皮有如下记述：“柑皮纹粗，黄而厚，内多白膜，其味辛甘……今天下以广中（新会）采者为胜。”这是医家指名以新会产“为胜”之源。《本草纲目》言：“（广陈皮）疗呕哕反胃嘈杂，时吐清水，痰痞，痎疟，大便闭塞，妇人乳痈。入食料解鱼腥毒……其治百病，总取其理气燥湿之功。同补药则补，同泻药则泻，同升药则升，同降药则降。”而清末著名中医学家张寿颐曰：“新会皮，橘皮也，以陈年者辛辣之气稍和为佳，故曰陈皮……其通用者新会所产，故通称曰新会皮，味和而辛不甚烈。”

广陈皮作为陈皮中的特殊和优良品种，有其独特的功效和药理作用。其味辛、苦，性温，归脾、肺经。药性辛温可以理气调中，苦温可燥湿运脾。广陈皮为治疗脾胃气滞湿阻及痰湿壅盛之要药，作用重点在于理气燥湿。广陈皮还有疏肝利胆、解结化痈等作用，配乳香、没药、当归尾、白芷能解疮痈疼痛，配柴胡、枳壳、白芍、炙甘草、郁金、川楝子能治胁痛口苦。总之，广陈皮是一味不可多得的健胃、发汗、祛痰药，有祛湿、化痰、开胃、消食、通淋消膀胱热，治胸中瘕热、逆气等功效。

广陈皮是林丽珠教授治疗肺癌的最常用药物，这源于她对肺癌病因病机的认识。她认为肺癌发病不离肺脾，治疗宜培土生金，故创立益气除痰方为治疗肺癌的基本方。她强调“治肺癌不离除痰”，而除痰要药即是广陈皮，常常配伍法半夏、茯苓，取二陈汤之意。恶性肿瘤化疗引起的胃肠道反应常常表现为恶心、呕吐、纳差、腹胀、便秘，舌苔多白厚腻，林丽珠教授临证常辨为脾胃失和之呕吐证，选用广陈皮，配伍木香、砂仁、姜半夏、竹茹等芳香化湿、和胃止呕，帮助患者快速恢复食欲，保障化疗的如期进行，改善患者的生存质量。乳腺癌患者肿块红肿热痛，伴有胁痛口苦者，常为毒热互结证，林丽珠教授常选用仙方活命饮加减，方中广陈皮具有疏肝利胆、解结化痈之功效。

七、广郁金

广郁金为姜科植物温莪术（温郁金）、姜黄、广西莪术（桂郁金）或蓬莪术（绿丝郁金）的干燥块根，可活血止痛、行气解郁、清心凉血、利胆退黄，用于治疗胸胁刺痛、胸痹心痛、经闭痛经等。《本草纲目》说：“（郁金）治血气心腹痛，产后败血冲心欲死，失心癫狂蛊毒。”《本草经疏》谓：“郁金本入血分之气药，其治以上诸血症者，正谓血之上行，皆属于内热火炎，此药能降气，气降即是火降，而性又能入血分，故能降下火气，则血不妄行。”《本草备要》也说：“（郁金）行气，解郁，泄血，破瘀，凉心热，散肝郁，治妇人经脉逆行。”

现代药理学研究表明，郁金具有保护肝细胞、促进肝细胞再生、抗癌、抗菌、抗氧化的作用。挥发油和姜黄素是郁金的主要有效成分。郁金挥发油不仅具有杀菌、抗病毒、抗炎及活血化瘀、去腐生肌的作用，还可抑制肿瘤细胞的生长，对预防宫颈癌有积极作用。姜黄素具有抗肿瘤、抗感染、抗菌、抗氧化等多种药理作用，且毒性低，具有良好的临床应用效果。

林丽珠教授常用广郁金治疗乳腺癌、肝癌、肺癌之气机郁滞、瘀血不通者，取其行气解郁、活血化瘀之功。

八、半枝莲

半枝莲为唇形科黄芩属植物半枝莲的干燥全草，别名并头草、狭叶韩信草等。首见于蒋仪的《药镜拾遗赋》："半枝莲，解蛇伤之仙草。"我国半枝莲资源丰富，主产于江苏、江西、福建、广东等地。半枝莲味辛、苦，性寒，入肺、肝、肾经，有清热解毒、化瘀利尿之功效，主治虫蛇咬伤、疮肿肿毒、传染性肝炎、肝硬化腹水、肾炎水肿、跌打损伤。现代研究及临床试验证明，半枝莲具有良好的抗肿瘤活性，主治原发性肝癌等消化道肿瘤、肺癌及宫颈癌等妇科肿瘤，与其他中药联合使用可治疗多种肿瘤。

林丽珠教授用半枝莲治疗肝癌、鼻咽癌、肺癌、肠癌、乳腺癌、宫颈癌等属毒热证型者，常将其与白花蛇舌草配伍，组成药对，起到抗癌解毒之作用。林丽珠教授常教育吾辈，药对是临床上相对固定的两味药配伍应用的形式，是中药复方配伍最基本的组方单位，是由药成方的桥梁和基础，药对的组成具有一定的规律性，其组成方式是根据两药药性在某种程度上的吻合与制约进行配合，如相须配对、相使配对、相畏配对等。白花蛇舌草和半枝莲皆属清热解毒类中药，具有清热解毒、活血化瘀、消肿软坚等功效，对肿瘤、炎症等疗效确切，两者配伍为相须配对。

九、白花蛇舌草

白花蛇舌草又名二叶葎、白花十字草、尖刀草，属茜草科耳草属1年生披散草本植物。该药最早记载于《广西中药志》，其味苦、甘，性寒，归肺、胃、大肠、小肠经，全草皆可入药，内服外用均可。中医药理论认为本品苦寒清泄，甘寒渗利，具有清热解毒、消痈散结、利尿除湿之功效，可用于治疗痈肿疮毒、咽喉肿痛、毒蛇咬伤、热淋涩痛及

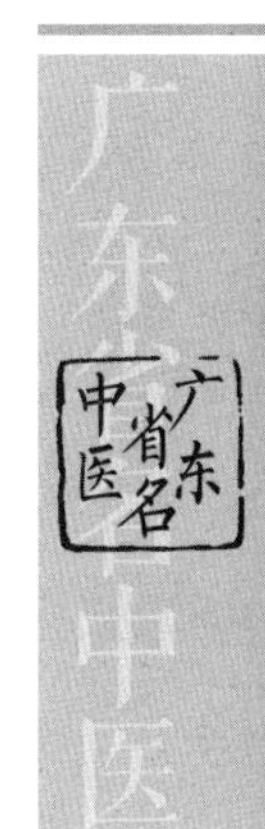

癌肿等症。现代药理研究证实该药具有抗肿瘤、消炎、灭菌、增强免疫力等多种功效。白花蛇舌草的抗肿瘤作用在食管癌、淋巴癌、直肠癌、胃癌的治疗中已经得到证实[21]。研究表明白花蛇舌草具有抑制癌细胞增殖分化、促进癌细胞凋亡、调控细胞凋亡信号等多种作用[22]。

林丽珠教授认为，恶性肿瘤的发生与邪毒侵袭、留着不去有关。邪毒长期作用于人体，气血凝滞，日久成积，积久化热，耗气伤阴。如《诸病源候论·积聚病诸候》所言："诸病受邪，初未能成积聚，留滞不去，乃成积聚。"而白花蛇舌草有清热解毒之功效，能使恶性肿瘤渐消缓散，并防止其复发。因此，林丽珠教授在湿热证型的恶性肿瘤的治疗中经常使用白花蛇舌草，并配伍半枝莲等清热解毒之品。

十、山慈菇

山慈菇是杜鹃兰、独蒜兰属植物的干燥假鳞茎，有着悠久的应用历史。其始载于《本草拾遗》，陈藏器云："山慈菇生山中湿地，叶似车前，根似慈姑。"其味微辛、甘，性凉，归肝、脾两经，作用为清热解毒、化痰散结。当今诸多研究证明山慈菇具有抗肿瘤及较强的抗血管生成作用。

林丽珠教授常用山慈菇治疗乳腺癌、肺癌、头颈部恶性肿瘤等属痰热互结者，而该药用于胃癌治疗时常常配伍莪术，组成相须药对。莪术史载于唐代《药性论》，该书中记载的产地即现今的广西、广东、四川等地。目前我们所提到的莪术是指蓬莪术、广西莪术及温郁金的干燥根或根茎。其性温，味辛、苦，归肝、脾两经，具有行气破血、消积止痛之功效。其含有的有效成分主要包括挥发油、姜黄素及多糖类。研究证明莪术具有多种功效，即抗肿瘤、抗病毒、抗菌、抗白血病、抗血小板聚集、提高机体免疫力、改善胃动力等。山慈菇清热解毒、化痰散结，莪术行气活血、消积止痛，两者配伍既化痰又消瘀，可共同作用增强胃癌治疗的效果。

十一、龙葵

中药龙葵是茄科茄属植物龙葵的干燥地上部分，又名苦菜、苦葵，分布较广，常见于农田、荒地、村庄等地。本草书中对其记载较多，如《唐本草》中的“食之解劳少睡，去虚热肿”，《食疗本草》中的“主丁肿，患火丹疮，和土杵敷之”，《本草纲目》中的“消热散血”，《现代实用中药》中的“利尿消炎”。其性寒，味苦、微甘，有小毒，归心、肾经，具有清热解毒、活血消肿、消炎利尿的作用，临床用于治疗疔疮痈肿、小便不利和肿瘤等病症。

林丽珠教授认为，龙葵具有清热解毒、活血消肿的作用，临床上用于治疗鼻咽癌、食管癌、胃癌、肠癌、妇科肿瘤等。对于癌肿红肿热痛，常配伍山慈菇、半枝莲、肿节风、白花蛇舌草。

十二、肿节风

肿节风为金粟兰科植物草珊瑚的干燥地上部分，别名九节茶、九节兰，分布于广东、广西、江苏、浙江、江西、福建、台湾、四川、贵州、云南、湖南等地，其味辛、苦，性平，归心、肝经，主要用于治疗肢体麻木、跌打损伤、骨折、妇女痛经、产后瘀滞腹痛、肺炎、急性胃肠炎、细菌性痢疾、胆囊炎、脓肿，具有破积、止痛、活血、消肿胀等作用。肿节风为广东地产常用药材，广东地区民间亦用其防治鼻咽癌并取得一定疗效[23-25]。现代药理研究证实，肿节风的提取成分对多种恶性肿瘤如胰腺癌、胃癌、直肠癌、肝癌和食管癌等疗效显著。肿节风提取物具有抗氧化损伤的作用，鼻咽癌患者化疗联合用肿节风煎剂，可明显减轻放化疗毒副反应，减轻放射性口干，对放射性损伤具有一定的保护作用。肿节风还可用于癌痛的治疗，可减轻癌痛，改善患者生活质量，延长患者生命。

肿节风为林丽珠教授治疗恶性肿瘤时的常用药，常配伍龙葵、半枝莲、白花蛇舌草，临床上可起到清热解毒、抗癌消肿的作用。

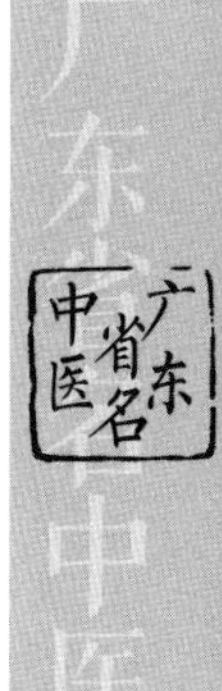

第三节 林丽珠教授用药特色之虫类药的应用

虫类药是指小型动物类药物，主要包括昆虫、软体动物、环节动物、节肢动物以及小的爬行类脊椎动物等。虫类药为血肉有情之品，尤善搜剔通络，具有攻坚破积、活血化瘀、息风止痉、宣风泄热、搜风解毒、行气和血、消瘤散结、壮阳益肾、收敛生肌、补益培本等功能，非草木、矿石类药所能比拟。

吴鞠通曰："以食血之虫，飞者走络中气分，走者走络中血分，可谓无微不入，无坚不破。"指出了虫类药的不同功效。如全蝎、蜈蚣等偏于化瘀解毒，蝉蜕、僵蚕等偏于搜风解毒，斑蝥等偏于以毒攻毒。现临床上应用虫类药治疗肿瘤时常峻药缓攻，因肿瘤患者大多体虚，故用药需谨慎。此类药为血肉之质，又有动跃攻冲之性，体阴用阳，能深入髓络，搜剔络邪以深透病根，攻逐邪积。叶天士倡"久病入络"理论，提出"初为气结在经，久则血伤入络，辄仗蠕动之物，松透病根""借虫蚁血中搜逐，以攻通邪结""取虫蚁迅速飞走诸灵，俾飞者升，走者降，血无凝着，气可宣通"，后人解读《临证指南医案》认为，虫类药以攻为功，非沉疴痼疾不用。

林丽珠教授认为，恶性肿瘤是由于感受外邪、饮食不节、情志内伤、正气亏虚等日久致络脉阻滞、络虚络滞、络损络瘀、络脉绌急，气血津液运行失常，最终导致气滞津停、痰阻血瘀的病理改变。日久虚实互结，因虚致实，因实致虚，如此反复，导致病情缠绵难愈。痰、瘀、毒、虚等在病程演变的不同阶段各有侧重，但唯"痰瘀阻络"贯穿恶性肿瘤始终，是其基本病机之一，须应用具"深搜细剔"之性的虫类药方可起效。

林丽珠教授认为虫类药多入肝经，偏咸辛，辛能入络，咸可软坚，可疏经络、理气血、起沉疴。常用的虫类药从功效角度可分为两类：一类具化瘀通络之功效，主要有地龙、全蝎、僵蚕、蝉蜕、水蛭和蜈蚣等；另一类则具补益固摄之功效，主要有冬虫夏草、龙骨、牡蛎和桑螵蛸等。

一、僵蚕

僵蚕别名天虫、姜蚕，是家蚕幼虫在吐丝前因感染白僵菌而发病致死的干燥硬化虫体，味辛、咸，性平，具有祛风解痉、化痰散结、清热解毒燥湿的功效，临床多用于治热咳、痰喘、吐血、崩漏、带下、跌打损伤、风湿痛、疮毒等。药理研究表明，僵蚕具有抗癌活性，对移植性小鼠肉瘤细胞株S180的生长有抑制作用。林丽珠教授根据多年临床经验认为，其对恶性肿瘤具有败毒抗癌作用，可用于治疗癌瘤积毒。常在治疗脑瘤时应用或辨证为痰毒蕴蓄时随证加减。如在鼻咽癌脑转移治疗中，僵蚕10g，配伍苍耳子、辛夷各10g，连翘、蒲公英、夏枯草各15g，白芷、川芎各10g，能使头痛、鼻塞等症状缓解，甚至使癌肿缩小。

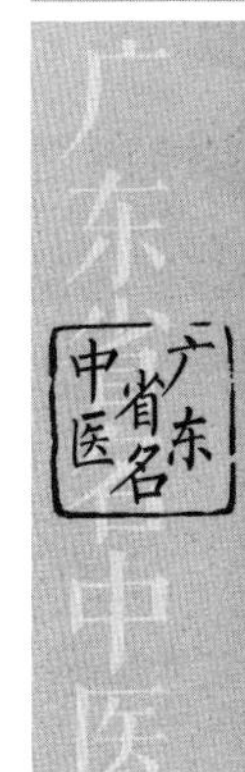

二、地龙

地龙别名蚯蚓，性寒，味咸，可清热定惊、通络平喘、利尿，用于治疗高热神昏、惊痫抽搐、关节麻痹、肢体麻木、半身不遂、肺热喘咳、尿少水肿及高血压等。药理研究表明小鼠每天灌服地龙提取物11mg/只，连续58天，对移植的小鼠肉瘤细胞株S180的生长有明显的抑制作用，不仅瘤体明显减小，且可延长小鼠的生存期。神经系统方面，地龙提取物可使缺血性脑卒中动物脑组织中降低了的单胺类递质5-羟色胺（5-HT）和多巴胺趋于恢复。林丽珠教授认为，地龙具有活血通络、行气开窍的作用，常用于治疗放射性脑病因血运不畅导致的头晕头痛等症状，起到改变局部血液循环的作用。另外，地龙可用于治疗化疗药物的神经毒性反应，常配伍僵蚕、鸡血藤、络石藤等使用，对预防及减轻四肢麻痹具有良好的作用。

三、土鳖虫

土鳖虫性寒，味咸，有毒，能入心、肝、脾三经，具有逐瘀、破积、通络、理伤、接骨续筋、消肿止痛、下乳通经等功效，是理血伤科要药，适用于治疗癥瘕积聚、血滞经闭、产后瘀血腹痛、跌打损伤、木舌、重舌等病症。林丽珠教授认为，土鳖虫具有活血化瘀、解毒止痛的功效，是治疗癌痛及消除癌肿的主药之一。土鳖虫是虫类药中止痛效果最佳的一种，药理研究证明，其可抑制肝癌、胃癌细胞的呼吸，有抑制白血病细胞的作用。临床上常用于治疗消化道及妇科肿瘤，尤其是癌肿质地坚硬、固定不因者，常与桃仁、大黄合用，取《金匮要略》下瘀血汤之意，用以活血化瘀、消癌散结，对于不能耐受放化疗的患者及单纯用中药抗癌的患者有较好的疗效，部分患者可以达到缩小肿瘤的效果。

四、壁虎

壁虎又称天龙，别名守宫，具有解毒散结、活血化瘀的作用，是民间熟知的治疗癌症常用药，药理研究证明，其可抑制肝癌、食管癌细胞的增殖，与土鳖虫合用，可增强抗癌止痛效果。对食管癌、胃癌、肝癌、肺癌、鼻咽癌、脑瘤等癌症效果佳。林丽珠教授临床上常用其治疗肺癌及消化道肿瘤，患者体质实或痰热毒邪蕴结时，常予壁虎，配伍山慈菇、半枝莲、蒲公英、鱼腥草等清热解毒中药使用，可达到抑制癌细胞增殖、稳定瘤体、提高生存质量的目的。

五、蜈蚣

蜈蚣味辛、咸，性寒，具有解毒散结、通络止痛的作用，也是速效止痛的主药之一，是虫类药中常用的抗癌佳品，实验表明，蜈蚣对S180、WK256、EAC等移植瘤细胞株有明显抑杀作用，对肝癌、胃癌、腹水癌细胞攻杀作用尤强。林丽珠教授临床上常将其与土鳖虫合用，可起到高效、速效的止痛作用。

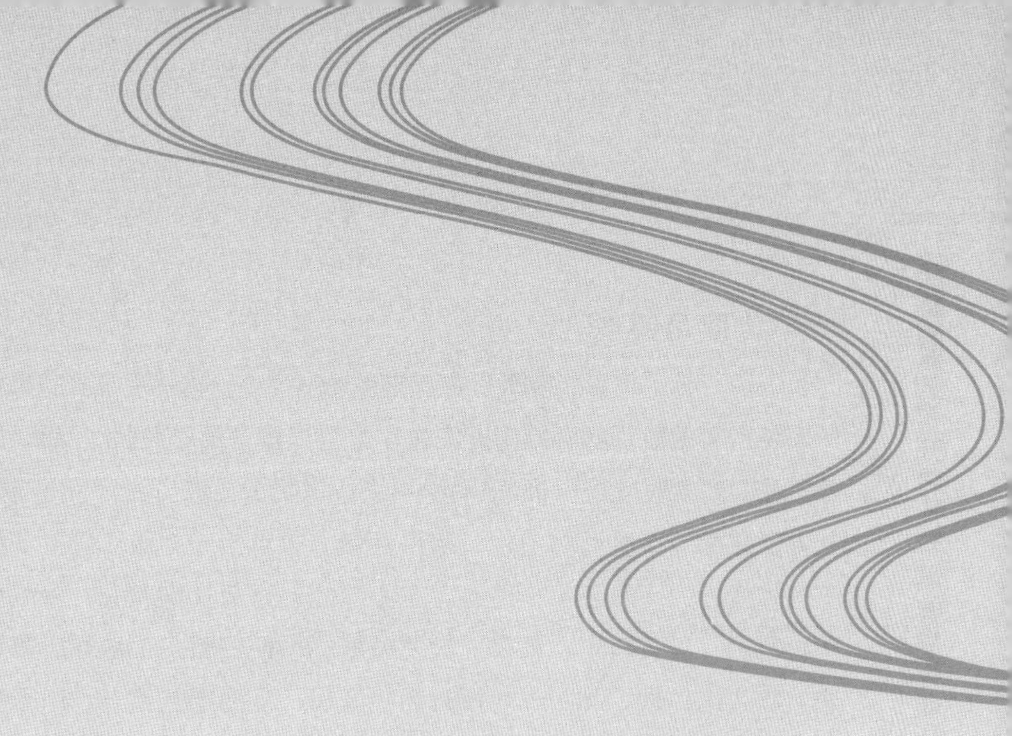

第三章

林丽珠教授医案收集

一、化疗后呕吐

李某，男，48岁。诊断为右肺非小细胞肺癌，化疗后呕吐。患者于某西医院行多西他赛联合顺铂方案化疗 2 个疗程，第2疗程化疗后，患者呕吐明显，每天呕吐8～10次，滴米不进，该院予托烷司琼、多潘立酮片、复方消化酶等多种药物治疗，效果甚微，故求治于林丽珠教授。刻诊：患者神疲乏力，脸色黄中透青，恶心呕吐，每天10次左右，胃脘痞闷，胸胁苦满，口苦口干，纳呆，大便微溏，小便短黄，舌淡红、苔黄白相兼，脉弦细稍数。林丽珠教授辨为呕吐病，证属寒热错杂、胆木犯胃，因患者脾胃素有蕴热，化疗邪毒损伤脾胃之气，于是寒热错杂于中，胃气上逆为呕，而见恶心呕吐、胃脘痞闷，舌苔黄白相兼；同时又夹有胆木犯胃之象，如脸色黄中透青，胸胁苦满，口苦口干，脉弦细。该证寒热错杂、虚实夹杂、胆胃不和，故治宜清热祛寒、补虚泻实、疏降胆木，拟方以半夏泻心汤合小柴胡汤加减。方药：法半夏15g，干姜6g，黄芩10g，黄连6g，柴胡10g，党参10g，生姜15g，竹茹10g，白扁豆15g，薏苡仁15g，甘草6g。共3剂。患者服1剂而呕吐大减，服至3剂，呕吐止，饮食渐进，精神体力逐渐好转，后以补土疏木调理而愈。

导师点评：化疗的消化道副反应发生率较高，虽然目前应用5-羟色胺（5-HT）类止呕药物可以有效控制化疗导致的呕吐，但部分敏感患者仍表现出较为明显的恶心、胃纳差、进食减少，中医辨证论治对改善患者的感受尤其重要，在化疗前预防、化疗中治疗、化疗后调理方面具有良好疗效。

二、卵巢癌

陈某，女，39岁，于2016年6月10日初诊。患者于2015年9月开始出现下腹部疼痛，2015年10月10日在某医院查肿瘤标志物：CA125 721.49μg/mL。2015年10月17日PET/CT示：下腹部恶性肿物，约

10.6cm×9.5cm×11.8cm大小，压迫子宫及直肠，考虑来源为卵巢，右侧大网膜多发结节（最大者2.4cm×1.6cm），考虑转移瘤，中等量腹水。患者于2015年10月24日在该院行全子宫＋双附件＋腹膜肿物切除术，术后病理示：浆液性囊腺癌，大网膜转移腺癌。分期为ⅢC期。术后予TP方案（紫杉醇＋顺铂）化疗6个疗程，化疗后因肿瘤复发于2016年3月24日再行腹膜结节切除＋阑尾切除＋腹腔清扫术，术后再行TP方案化疗3个疗程，末次化疗时间为2016年5月30日。症见：腹胀，手术伤口处偶有疼痛，稍疲倦，纳眠可，二便调。舌暗红、苔薄黄，脉弦滑。中医诊断：癥瘕；辨证：瘀毒互结证。西医诊断：卵巢浆液性囊腺癌并大网膜多发转移癌术后化疗后（ⅢC期）。中医治疗以解毒祛瘀、消癥散结为法，处方：桃仁、苦参、蜂房、香附各10g，半枝莲、山慈菇、八月札、厚朴、麦冬各15g，土鳖虫、甘草各6g，女贞子20g。每天1剂，水煎服。并予配合口服复方红豆杉胶囊，每次2粒，每天3次，安康欣胶囊，每次5粒，每天3次。

2016年7月24日二诊：患者诉腹胀明显改善，手术切口仍偶有疼痛，疲倦，咽中自觉有痰，口干口苦，无其他明显不适，舌淡暗、苔薄黄，脉弦。治以解毒祛瘀、健脾化痰，前方去蜂房、香附、苦参、厚朴，加茯苓25g、山茱萸15g健脾补肾，加连翘15g、桔梗10g化痰散结。服法同前，并继续配合复方红豆杉胶囊及安康欣胶囊口服。

2016年8月12日三诊：患者精神好，无疲倦乏力，无腹胀腹痛，纳眠可，二便调。舌暗红、苔薄白，脉弦细。治以祛瘀解毒、健脾补肾，处方：桃仁10g，莪术、肿节风、半枝莲、党参、山茱萸、八月札各15g，白英、女贞子各20g，茯苓25g，龙葵30g，土鳖虫、甘草各6g。每天1剂，水煎服。继续配合安康欣胶囊口服。后患者坚持每个月复诊，继续服用祛瘀解毒、健脾补肾之中药。2016年12月11日患者在某医院查CA125为3.01μg/mL，复查PET/CT示：卵巢癌切除术后，腹腔未见残留或复发病灶。此后患者坚持参加锻炼及各种活动，无明显不适，KPS：90分。随访至2018年6月，患者已坚持中医药治疗2年余，未见肿瘤转移及复发。

导师点评：中医药综合治疗（包括中药汤剂、中成药口服等）对预防肿瘤复发转移具有一定优势，值得进一步扩大观察样本量研究。

三、淋巴瘤

廖某，女，57岁。患者于2015年年初发现双侧下颌部肿物约核桃大小，左侧1枚，右侧2枚，无发热、肿胀、疼痛，无流脓，未予治疗。2015年3月行颈部彩超示：双侧颌下区淋巴结肿大。2015年6月予局麻下行右颌下淋巴结活检术，术后病检示：颌下非霍奇金淋巴瘤，B细胞套细胞淋巴瘤型。IHC示：CD20（＋＋），CD45R0（－）。2015年6月24日胸腹部CT示：双侧腋窝淋巴结肿大（可见多个软组织结节影，直径0.3～1.2cm）。2015年7月初来我院门诊就诊。症见：神清，精神体力可，自觉咽中有痰，口干，睡眠和纳食均可，二便调。发病以来体重下降约2.5kg。舌质暗淡，苔白厚，脉细滑。查体：双侧颌下部淋巴结肿大，右侧1枚约3cm×4cm，左侧2枚约3cm×3cm，质硬，边界清楚，表面光滑，活动度可。KPS：70分。西医诊断：非霍奇金淋巴瘤（B细胞套细胞淋巴瘤型、ⅡA期）；中医诊断：恶核病，证属气郁痰瘀。治以疏肝健脾、祛瘀化痰，处方：柴胡15g、白芍15g、昆布15g、桃仁10g、生牡蛎（先煎）30g、浙贝母15g、茯苓25g、夏枯草20g、连翘15g、天花粉15g、莪术15g、甘草6g。每天1剂，水煎服。并口服平消胶囊。同时于2015年7—11月间断结合CHOP方案化疗6个疗程后，精神好转，稍口干口苦，偶咳，余无明显不适，睡眠和纳食均可，大小便正常。查体：双颌下淋巴结较前减小，约0.8cm×0.6cm，边界清，质稍硬，活动度可。CA153由40.58U/mL降至正常；胸部CT示：双侧腋窝多发小淋巴结肿大，较前变化不大。患者经化疗后病情稳定，疗效评价为部分缓解（PR），转门诊改为中医药治疗，在上方基础上给予加减辨治。患者末次化疗后坚持口服中药5年余，至今仍生存，生活如常人，KPS≥80分，并坚持每2周复诊1次，复查胸部CT同前，肝脏B超及相关抗原五项未见明显异常。

导师点评：淋巴瘤的病机为“内虚”与“痰瘀”，情志不舒，肝气郁结于内，气机不畅，气滞血瘀，积而成块；或由脾虚生痰，痰阻经络，血行不畅，停而成瘀，痰瘀互结，则生恶核。治疗当遵《黄帝内经》中“坚者削之”“结者散之”“虚者补之”之旨。本例恶核患者为邪实正虚，虚实夹杂，气郁痰瘀。治疗以疏肝健脾、祛瘀化痰为法，方中以茯苓益气健脾，柴胡、白芍疏达肝气，昆布、生牡蛎、浙贝母、夏枯草除痰散结，桃仁、莪术活血化瘀，辅以天花粉、连翘解毒润燥化痰。全方攻补兼施，痰瘀并治。此后患者定期到门诊复诊，均以前方为基础辨证加减治疗，提高了患者的带瘤生存质量，并延长了其生存期。

四、肺癌

梁某，女，38岁，于2016年确诊为肺癌纵隔淋巴结、胸膜转移，行多西他赛、吉西他滨加铂类反复化疗多程，并行肺及纵隔放疗，2018年病情进展，改用培美曲塞加卡铂化疗2个疗程，行肺肿物射频消融术，2018年8月再次出现疾病进展，复查提示纵隔、腹腔淋巴结、胸壁、腰椎骨多发转移，出现脊髓压迫症，行吉西他滨加卡铂化疗2个疗程及放疗，症状缓解。

患者自发现肺癌肿瘤晚期起，一直于林丽珠教授门诊处就诊，长期服用中药，根据病情进行中西医结合治疗，患者无疾病进展且生存期得到延长，2019年化疗后单用中医药治疗，间复查瘤体稳定。林丽珠教授根据经验，充分运用培土生金法、益气除痰法、解毒散结法、活血化瘀法辨证治之，提高了患者的生存质量并延长了患者的生存期，现患者已带瘤生存3年余，继续在我院行中医药综合治疗。处方常用浙贝母、山慈菇、鱼腥草、茯苓、壁虎、土鳖虫，随证加减。

导师点评：通过辨证论治，运用益气除痰法长期维持治疗，并将其作为患者肿瘤进展后的首选治疗方案，可达到患者长时间带瘤生存的目的，提高了临床疗效，改善了患者的生存质量。这证明了中医药长期维持治疗的效果，值得继续研究。

五、胃癌

张某，男，68岁，于2007年10月18日初诊。患者2007年8月因腹胀、纳差，在中山大学某附属医院就诊，行胃镜检查（影像号为259573），提示胃癌，病理检查示：低分化腺癌并淋巴结转移。遂于8月29日行全胃切除加空肠代胃术，术中见：肿瘤侵犯全胃，大小为10cm×9cm，肿瘤浸润浆膜外，术中见贲门周围的膈肌受侵，行膈肌部分切除。术后病理示：胃低分化腺癌，淋巴结见腺癌转移（18/27），肠系膜根部见腺癌转移，分期为T3N3M1，Ⅳ期。术后行多西他赛加卡倍他滨化疗1个疗程。化疗后出现恶心呕吐等严重胃肠道反应，患者拒绝再行化疗，转求中医药治疗。诊见：进软食，反酸，咽部灼热感，吞硬物时咽痛，纳呆，夜寐尚可，二便调，舌红、苔黄，脉细滑。西医诊断：胃癌并膈肌转移瘤、肠系膜根部淋巴结转移（T3N3M1，Ⅳ期）。中医诊断：胃积病，证属肝胃不和，痰热蕴结。治疗以疏肝和胃、清热化痰为法。处方：蒲公英30g，苦参、木香（后下）、桔梗各10g，槟榔、厚朴、八月札、岗梅根、连翘各15g，土鳖虫、壁虎、甘草各6g。共7剂，每天1剂，水煎服。并给予六神丸，每次10粒，每天3次，口服配合治疗。

2007年10月25日复诊：患者咽痛好转，反酸较前减少，仍有进食梗阻感，时有打嗝，胃纳一般，二便调，舌暗红、苔白，脉细滑。治以理气化痰，祛瘀散结。守上方去岗梅根、连翘、八月札、蒲公英，加法半夏10g，茯苓25g，浙贝母15g，蜈蚣3条。7剂，如法煎服。后以上方加减服用100余剂，并以口服六神丸配合治疗。

2008年2月8日复诊：患者诸症消失，无明显不适，无反酸呃逆、口干口苦，纳寐均可，二便调，舌淡红、苔薄白，脉弦细。治以健脾益气，化痰祛瘀。处方：薏苡仁30g，党参、白术、山慈菇、八月札、半枝莲各15g，茯苓25g，法半夏、木香（后下）、槟榔、露蜂房各10g，甘草6g。每天1剂，水煎服。

此后患者坚持每2周前来复诊1次，均无明显不适，以上方加减治疗。后多次复查CT均未见复发。相关抗原指标阴性。2009年12月24日复查胸部及全腹部CT（影像号为259573），结果示：原胃癌术后残胃，肠系膜根部及腹膜后小淋巴结未见明显肿瘤复发或转移征象。随访至2018年4月，患者发病已近11年，坚持以中医药治疗10年余，未见复发及转移，生活如常人。

导师点评：胃癌临床常见肝胃不和、胃热津伤、痰瘀互结、脾肾亏虚等证候，临证处方注重辨病与辨证论治相结合，用药以理气和胃、清热解毒、化痰祛瘀、补益脾肾为法，可获良效。此例患者初诊时症见反酸、咽部灼热感、吞硬物时咽痛、纳呆等，证属肝胃不和、痰热蕴结，所谓“三阳结，谓之隔”。胃热津伤，火热炎上，多升少降，故见反酸、咽痛，食难以入。虽为术后，元气虚弱，然以急则治其标为原则，治以清胃降火，祛瘀开结。复诊时咽痛、反酸较前好转，胃热稍减，气仍上逆。因胃以通为用，故以理气和胃、祛瘀散结为法，在前方基础上去清解胃热之品，佐以法半夏、浙贝母、茯苓、蜈蚣等祛瘀散结。2008年2月复诊时患者诸症消失，无明显不适。胃癌以内虚为本，痰瘀毒结为标，此时当以顾护胃气、扶正培元为主，兼顾祛邪，以四君子汤加减治疗。此例患者初诊时已是胃癌Ⅳ期术后，伴腹膜后及肠系膜根部多发淋巴结转移。术后无力坚持化疗，在门诊坚持中医药调治，至今已超过10年，未见复发及转移，足见中医辨证治疗之优势。

六、肝癌

陈某某，男，1950年4月出生，广东人。2002年3月26日首诊。患者于2002年3月因“上腹部不适半年，体重下降5kg”到外院检查，B超示：肝多发实性占位病变（双叶多个病灶，最大13.2cm×9.6cm）。就诊时，患者诉右上腹隐痛不适，纳呆，大便溏烂，3～4次/天，小便调，寐欠安。舌淡暗，脉弦。查体：皮肤巩膜未见黄染，全身浅表淋巴结未扪及肿大，肝于肋下5横指可扪及，质稍硬，轻度压痛，叩击痛（+）。诊断为肝癌（脾气亏虚、肝血瘀滞证）；西医诊断：原发性肝癌（T4N0M0，Ⅳa期）。处方：柴胡15g、白芍15g、壁虎6g、露蜂房15g、半枝莲15g、山慈菇15g、桃仁12g、八月札15g、女贞子15g、郁金12g、茯苓25g、甘草6g，配合槐耳颗粒口服，患者症状逐渐好转，坚持每月复诊，予上方加减服用。2002年6月10日在外院行化疗1个疗程（具体方案不详），2002年8月20日至2004年4月18日患者先后行9次介入治疗，2007年6月4日CT示：肝区局部病灶介入术后，大小约14cm×9.7cm。2007年9月20日在香港玛丽医院行肝癌切除术，病理示：肝细胞癌。治疗期间，患者一直坚持服用健脾祛瘀中药和槐耳颗粒等药物，无明显不适，生活如常人，复查未见肝区新病灶。

2016年4月30日，患者就诊时诉偶有肝区不适，口干无口苦，余无特殊不适，纳眠可，二便调，舌暗，苔薄白，脉弦。中医诊断：肝癌（脾气亏虚、肝血瘀滞证）。西医诊断：原发性肝癌化疗介入后、手术后（T4N0M0，Ⅳa 期）。治以健脾益气、祛瘀散结，处方：柴胡15g、白芍15g、枳壳15g、八月札15g、山慈菇15g、郁金10g、红花10g、桃仁10g、地龙10g、甘草6g，配合槐耳颗粒口服。患者至今存活14年余，KPS评分为90分，复查三大常规、生化全套、AFP等未见明显异常，生活工作如常。

导师点评：中医学认为，肝为刚脏，体阴而用阳，主疏泄，喜条达而恶抑郁，肝癌患者肝脏疏泄功能受损，肝血瘀滞，多出现肝区痞块，舌下络脉曲张，胁下刺痛，甚则痛彻连夜等。肝为将军之官，若“肝病贼五脏”，每以脾土为先。脾气的升降依赖肝疏泄功能的正常，若肝血瘀滞，疏泄失畅，横逆犯脾，则脾气亏虚，故肝癌患者多出现纳呆、疲倦等脾虚症状。脾气亏虚为其本，肝血瘀滞为其标，两者互为因果，互相影响。脾气亏虚为肝癌的基本病因病机，贯穿肝癌发病过程的始终，对肝癌的治疗可宗《黄帝内经》“有胃（气）则生，无胃（气）则死”以及“得谷则昌，失谷则亡”的观点。肝癌患者由于正气亏虚，癌肿内生，而手术、介入、放化疗等治疗手段在中医看来是攻邪之法，攻邪的同时势必会损伤正气。张景岳认为：“治积之要，在知攻补之宜，而攻补之宜，当于孰缓孰急中辨之，凡积聚未久而元气未损者，治不宜缓，盖缓之则养成其势，反以难制，以其所急在积，速攻可也。若积聚渐久，元气日衰，此而攻之，则积气本远，攻不易及，胃气切近，先受其伤。越攻越虚，则不死于积而死于攻矣——故凡治虚邪者当以缓治，只宜专培脾胃以固其本。”临床上，中医药治疗肝癌的关键之处在于保护患者的脾胃之气，使其发挥后天之本的作用。临床上，在祛邪之治中，要重视顾护脾胃，防止重伤脾胃，只有脾运健旺，水谷精微才可以化生气血，载药攻积；在扶正治本之中，应以辨证为依据，根据病情的需要选择适当的补益法。

七、手足综合征

洪某，男，34岁，就诊日期：2019年6月9日。主诉：肝癌TACE术后19天。患者于2019年2月无明显诱因出现双下肢肿胀，未予重视，症状反复，并感乏力，身痒，至南方医科大学顺德医院就诊，检验示肝功能异常、胆红素升高，肝胆脾胰彩超示肝右叶实性回声团。2019年4月9日至中山大学附属肿瘤医院就诊，查生化常规示：ALT 97.5U/L，AST 115.2U/L，AFP 335ng/mL，乙肝五项示大三阳。胸部、上腹部CT示：肝内巨大占位性病变，考虑肝癌可能性大；腹腔腹膜后多发淋巴结；右肺中上野少许纤维增殖灶，右肺上、中、下叶局限性肺气肿。2019年4月15日入住我科，查乙肝五项定量示：HBsAg 8080.00S/CO，HBeAg 31.40S/CO，HBcAb 0.02S/CO。乙型肝炎病毒DNA荧光定量示：HBV-DNA 4.39×10^{5} IU/mL，呈阳性。4月18日、5月23日、6月22日行3个疗程TACE术，后予护肝、索拉非尼靶向治疗等对症治疗，其间出现过敏性皮炎后停止治疗，6月8日继续予索拉非尼片靶向药物治疗，后出现手足综合征，予中药活血通络治疗并停用靶向药物，现仍有双足趾关节处红肿疼痛，胃纳欠佳，肝区无疼痛，脱发，眠可，大小便正常。舌红，苔白，脉细。

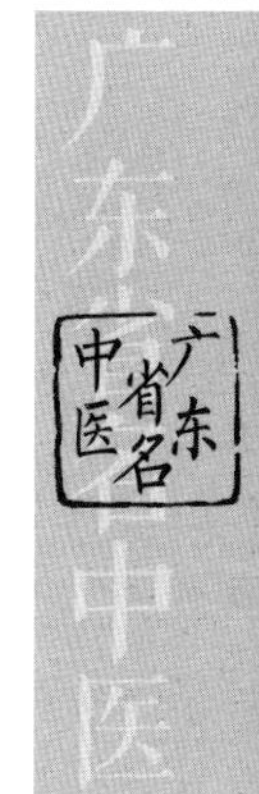

林丽珠教授诊治意见：可继续介入治疗联合靶向治疗。因患者口服索拉非尼后出现手足综合征，故予以中药内服、外洗治疗。

中医处方：柴胡15g、白芍15g、枳壳10g、鳖甲20g、土鳖虫5g、桃

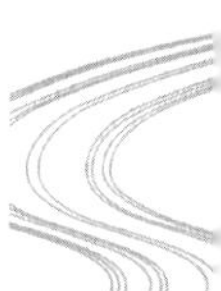

仁15g、山慈菇15g、龙葵15g、牡丹皮15g、女贞子20g、白术15g、木香15g、甘草5g、桑叶15g、生地黄20g、黄芪15g、防风10g，7剂，每天1剂，水煎至400mL，早晚分服。

忍冬藤30g、飞扬草30g、牡丹皮30g、赤芍30g、桃仁20g、蒲公英30g、苦参20g、金银花20g，7剂，每天1剂，水煎至2000mL，熏洗手足。

经治疗，患者手足综合征减轻，靶向治疗得以顺利进行。患者于2019年7月22日、8月26日、9月28日、10月24日行肝微波消融术4次，过程顺利。

彼时，患者甲胎蛋白恢复正常，肝肿瘤大部分已经坏死。针对肝门区残留结节，2019年12月、2020年2月再行2次TACE术，肝肿瘤全部坏死。后患者维持中医药治疗，联合抗病毒、护肝治疗，随访至2020年5月，患者生活如常人。

导师点评：手足综合征（HFS）也被称作掌跖红斑、肢端红斑及化疗引发的肢端红斑等，是一种与抗肿瘤药物相关的皮肤毒性反应，其典型表现为手掌和足底的红斑、肿胀及刺痛。美国国家癌症研究所（NCI）制定的常见不良反应事件评价标准（CTCAE）4.0版将HFS分为3级：1级为无痛性轻微皮肤改变或皮肤炎症；2级为皮肤改变（如脱屑、水疱、出血、肿胀或角化过度）伴疼痛，工具性日常活动受限；3级为重度皮肤改变伴疼痛，自理性日常活动受限。HFS在组织学上主要表现为皮肤屏障的破坏，可出现基底细胞空泡变性、棘层细胞水肿、角质细胞坏死脱落、真皮乳头层水肿，真皮血管周围可有淋巴细胞和嗜酸性粒细胞浸润。靶向抗肿瘤药物引发HFS确切的机制尚不明确，较为公认的假说是多激酶抑制剂类的靶向抗肿瘤药物可以通过抑制血管内皮生长因子（VEGF），诱导毛细血管损伤，手足承受较多机械压力和摩擦力时可进一步加剧毛细血管损伤，使有害物质进入皮肤组织产生毒性反应。

本病属于“痹病”范畴中的“血痹”，病位在脾胃，病机不外乎气血亏虚、营卫不调，或气滞血瘀、痰毒内结，以致皮肤、腠理、筋脉失养。血痹一词最早记载于《灵枢·九针论》中：“邪入于阴，则为血痹。”《诸病源候论》卷一云：“血痹者，由体虚邪入于阴经故也。血为阴，邪入于血而痹，故为血痹也。”症见身体不仁、肢节疼痛、脉微涩、尺脉小紧等，故中医典籍中的血痹之状与手足综合征十分相似。

林丽珠教授总结临床经验，认为索拉非尼相关手足综合征属于药毒聚集四肢末梢，痹阻经脉、肌肉，而致营卫行涩，经络不通，故发生红斑、疼痛、肿胀、水疱、麻木。邪痹经脉，络道阻滞，影响气血津液运行输布，血滞为瘀，故病位固定。根据其临床表现，辨证当属药毒化热、血行瘀滞、筋脉失养。治宜凉血通络，所谓“外治之理，即内治之理”，中药外治为体表直接给药，经皮肤或黏膜吸收，药力直达病所。我们运用凉血通络方外洗防治索拉非尼相关手足综合征，该方由忍冬藤、飞扬草、牡丹皮、赤芍、桃仁、蒲公英、苦参、金银花8味药物组成。方中忍冬藤清利湿热解毒、通络止痛，是主药；飞扬草别名“脚癣草”，有清热解毒、收敛止痒之功效；牡丹皮、赤芍、桃仁清热凉血、活血化瘀；蒲公英、苦参、金银花清热解毒止痛。林丽珠教授在临床上治疗靶向药物引起的手足综合征时喜用飞扬草，该药具有清热解毒、利湿止痒的功效，外用可治湿疹、皮炎、皮肤瘙痒。配合常用的地肤子、白鲜皮、黄芩等清热解毒之品，在临床上可获得很好的治疗效果。

八、乳腺癌

杨某，女，61岁。患者从2008年开始出现右胁部时痛、腹胀，经治疗未见明显好转。2010年10月出现右乳房胀痛，可触及肿物，穿刺病理检查提示为浸润性导管癌，诊断为右乳腺浸润性导管癌Ⅲa期。遂行右乳腺癌改良根治术及腋窝淋巴结清扫，术后予TA方案化疗1个疗程，后转至本院门诊寻求中医药治疗。首诊见：精神疲倦，嗳气，恶心呕吐，肝区隐痛不适，口干口苦，心烦易怒，夜寐欠安，纳差，二便调，舌暗红、舌边瘀点，苔薄黄，脉弦细。体力状况评分为60分，乳腺癌患者生命质量测定量表（FACT-B）评分为83分。中医诊断：乳岩，证属肝郁阴虚。治以疏肝养肝，予柴胡疏肝散加减，处方：柴胡、白芍、枳壳、竹茹、苦参、露蜂房、八月札各15g，女贞子、墨旱莲各20g，郁金10g，土鳖虫、甘草各6g。每天1剂，水煎服。服药后诸症逐渐减轻，其间仍继续进行TA方案化疗满6个疗程。坚持每周复诊，均以柴胡疏肝散随证加减治疗。患者每于化疗后出现四肢关节酸软疼痛，考虑为化疗攻伐后体质虚弱，肝肾阴虚，复感风湿之邪从热而化，致湿热痹阻，酌加黄柏、苍术、怀牛膝、补骨脂、肉苁蓉、杜仲、紫河车、山茱萸、鸡血藤；有疲倦、乏力、纳呆等脾虚症状时，酌加党参、白术、茯苓、山楂、鸡内金、神曲。现患者精神良好，无明显不适，生活起居如常人。定期复查乳腺彩超、胸片、肝脏B超等，均未见肿瘤复发及转移，相关肿瘤指标正常，KPS评分为90分，FACT-B评分为120分，至今仍生存。

导师点评：乳腺癌的发病、复发多伴有肝气郁结、气滞血瘀，故疏肝理气法常贯穿于乳腺癌治疗的全过程，再加上辨证论治，常可获得较好疗效。

九、大肠癌

潘某某，男，65岁。主诉：乙状结肠癌肝转移术后11个月。患者因反复腹痛3个月于2018年7月17日至顺德第一人民医院就诊，行胃镜示：①慢性萎缩性胃炎并糜烂；②十二指肠球炎伴糜烂。肠镜示：①左半结肠（约为降结肠）多发腺瘤；②肠腔大量粪便，无法完成检查。病理示：（降结肠）腺瘤性息肉。CT示：①降结肠局部肠壁不均匀增厚伴强化，周边渗出，降结肠癌？②肝右叶异常强化结节，转移？③动脉期肝右叶下段异常强化结节，考虑血管瘤。④肝内胆管轻度扩张。⑤左肺上叶舌段及右肺中叶内侧慢性炎症，双肺多发肺大泡形成。⑥主动脉、冠状动脉硬化。⑦右冠状动脉近段钙化斑及非钙化斑形成，管腔狭窄30%～40%；中远段支架植入术后，支架内及支架两端通畅，支架间混合斑形成，管腔轻度狭窄。⑧左前降支近中段支架植入术后，支架内及支架两端通畅。考虑患者存在不完全肠梗阻，肠癌待排，故于2018年7月27日行腹腔镜下乙状结肠癌根治术＋降结肠造瘘＋肠粘连松解术，术后病理示：①“左半结肠肿物”为中分化腺癌，癌组织侵及肠壁全层至周围纤维脂肪组织（未达间皮细胞），见较多脉管内癌栓及局部神经侵犯，另见腺瘤性息肉3枚，取肠系膜淋巴结4枚，其中1枚见癌转移（1/4），两端切缘未见癌组织。IHC示：癌细胞Pgp（－），GST-π（+），TOP-Ⅱ约30%（+），MSH-2（+），MSH-6（+），PMS-2（+），MLH-1（+），Ki67约60%（+），BRAF部分（+），P53（错义突变）。②见淋巴结18枚，均未见癌转移（0/18）。2018年9月12日行肠镜病理示：升结肠管状腺癌。2018年9月18日行大肠多发息肉内镜黏膜切除术、电凝术。2018年9月21日行降结肠造瘘还纳术＋肠粘连松解术，术后予卡培他滨化疗。2019年5月27日查胸部＋全腹部CT示：①结肠癌术后改变，吻合口未见复发征象；②肝S5-6多发转移瘤，病灶较前增大；③右肺下叶后基底段支气管闭塞，考虑炎性改变，建议结合临床，抗感染治疗后复查排除其他病变可能；④主动脉粥样硬化，冠状动脉粥样硬化，冠状动脉右支支架植入术后改变。患者病情进展，于2019年6月19日就诊于林丽珠教授。症见：神清，精神可，口干，声嘶，无头晕头痛、恶心呕吐、腹胀腹痛等，纳眠可，二便调。舌红，苔黄腻，脉沉。

林丽珠教授诊治意见：患者升结肠癌术后肝转移，口服卡培他滨化疗9个月，目前病情进展，建议行基因检测，如K-RAS、B-RAF、dMMR、MSI等，结合基因检测结果给予靶向治疗联合FOLFOX方案化疗。中医处方：柴胡15g、白芍15g、枳壳15g、桔梗10g、土鳖虫5g、桃仁15g、山慈菇15g、龙葵15g、半枝莲15g、槐花15g、地榆15g、苦杏仁10g、甘草5g、浙贝母15g、蒲公英15g、莪术15g、陈皮10g、法半夏10g、太子参30g、麦冬15g。7剂，每天1剂，水煎至400mL，早晚分服。

患者及家属拒绝前述化疗，改用替吉奥口服化疗，同时坚持中医药治疗。2020年1月复查CT提示肝转移灶较前增大、增多，予以三线瑞戈非尼口服靶向治疗。中药以祛瘀解毒为基本大法，随证加减。患者未见明显腹泻、皮疹、乏力症状，肝转移灶稳定，随访至2020年5月，患者病情稳定，生活质量良好。

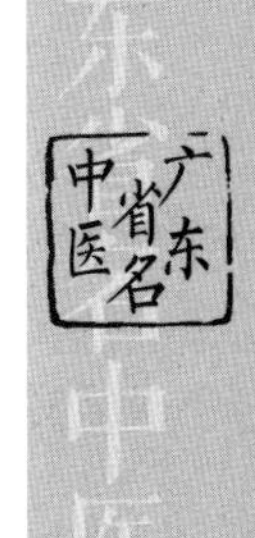

导师点评：林丽珠教授认为，大肠癌是起源于大肠黏膜上皮的恶性肿瘤，属中医学“肠覃”“锁肛痔”“脏毒”“肠风”“下痢”等范畴。大肠癌的发病可因禀赋不足、外感六淫、情志失调、饮食不节、邪毒入侵等因素导致脏腑功能失调，脾失运化，肾失气化，从而使大肠的传导失职，出现湿热内蕴，瘀阻肠络，久病体虚，瘀毒内聚成积。总之，大肠癌的病机主要为瘀、毒、虚、湿、热。临床上林丽珠教授以张仲景的下瘀血汤为底方，创立了以祛瘀解毒为法的基本方进行治疗。方中党参、黄芪补中益气；白术、茯苓健脾化湿；半枝莲、山慈菇、龙葵、白花蛇舌草清肝热，解瘀毒；土鳖虫、桃仁、莪术祛瘀散结；枳壳疏肝行气，以调达气机。诸药合用，扶正祛邪，共奏抗癌之功。根据不同的辨证分型，对证加减，多项研究证实其有一定疗效，可明显改善患者的生存质量。化疗时配合服用，能够增效减毒，进一步提高疗效。

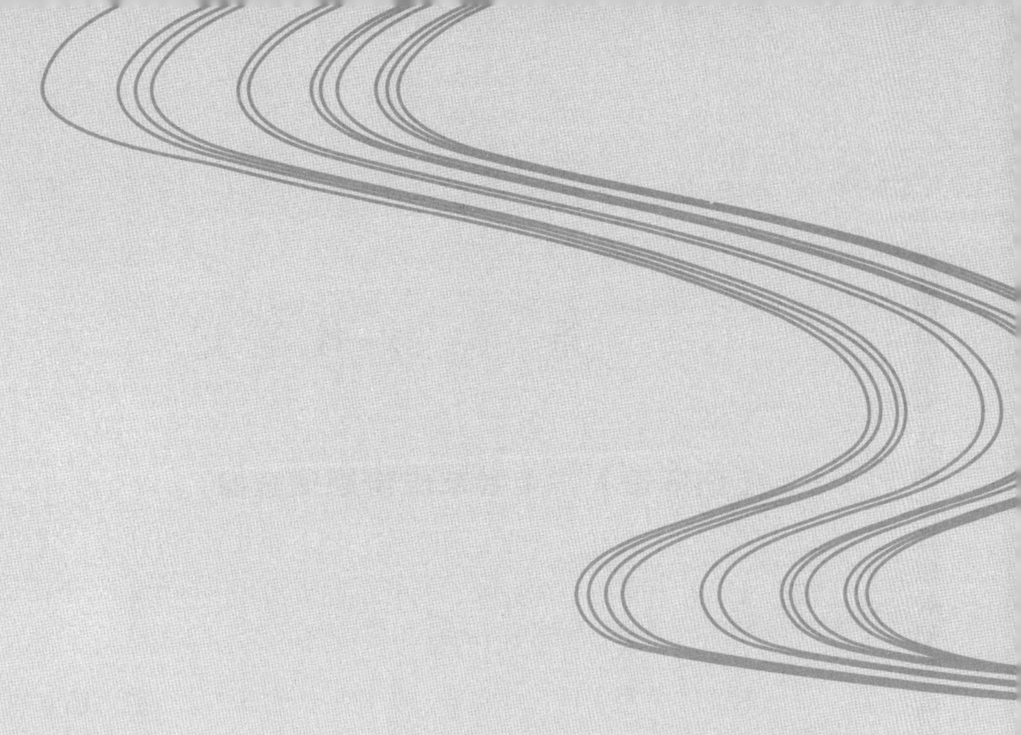

第四章

学术继承人读书笔记、心得体会及临床应用

第一节　读书笔记

一、《伤寒论》方中甘草应用规律窥探

甘草在《伤寒论》中的运用极其广泛，书中所载113方，其中70方有甘草。113方中共用中药92味，与甘草同方应用者达51种。书中原文398条，含甘草方涉及的原文达137条。

《神农本草经》谓："甘草，味甘平，无毒，主五脏六腑寒热邪气，坚筋骨，长肌肉，倍力气，金疮肿，解毒。"《中药学》[26]谓："甘草，甘平，归心、肺、脾、胃经。功效：补中益气，清热解毒，祛痰止咳，缓急止痛，调和药性。"

经过对《伤寒学》[27]的学习，笔者认为张仲景运用甘草独具特色，超越以上概括，现探讨如下。

（一）甘草的炮制

《伤寒论》应用甘草的70方中，68方用炙甘草，2方用生甘草。甘草生用可清热解毒，利咽止痛。如原文第311条云："少阴病，二三日，咽痛者，可与甘草汤，不差，与桔梗汤。"凡治疗邪热犯少阴经之咽痛，用生甘草煎服即效。张仲景在治疗咽痛时才用生甘草，其他情况均用炙甘草，因此以下讨论的均为炙甘草。

（二）性味配伍

1. 辛甘化阳

（1）扶卫阳之桂枝汤。方中甘草与桂枝、生姜辛甘以化阳，既助祛邪，又可增强温阳之力，使卫阳得复以解表。

（2）温心阳之桂枝甘草汤。方中桂枝味辛，入心助阳，与甘草相

合，辛甘合化而有温通心阳之功，使心阳得复而心悸自平。

（3）复中阳之苓桂术甘汤。此汤证乃中阳不足，水气上冲而致“心下逆满，气上冲胸，起则头眩”。方中桂枝、甘草相配，辛甘化阳，振奋阳气，以退阴翳。

（4）温肾阳之四逆汤。方中附子辛热，配甘草辛甘化阳以回阳救逆。

类似配伍还见于桂枝加葛根汤、桂枝甘草龙骨牡蛎汤、理中汤、通脉四逆汤等方中。

2. 酸甘化阴

方如芍药甘草汤。方中芍药酸苦，养血敛阴，平肝止痛，甘草补中缓急，二药合用，酸甘化阴，滋阴养血，柔筋缓急，以治阴虚筋脉失养的拘急之证。又如桂枝汤等治中风表虚方，甘草与芍药等酸味药相配，酸甘化阴，能增强敛阴和营之功。治“腹中急痛”的小建中汤，治“腹满时痛”的桂枝加芍药汤均为类似配伍。

3. 阴阳双补

如炙甘草汤之重用炙甘草补中益气，以充气血生化之源，合人参、大枣补中气，滋化源，气足血生，以复脉之本，配伍生地黄、麦冬、阿胶、火麻仁养心阴，补心血，以充血脉，同时用桂枝、生姜伍用甘草辛甘化阳，温通心阳。诸药合用，阴生阳长，阴阳并补，共奏通阳复脉、滋阴养血之功。再如芍药甘草附子汤，方中芍药苦酸，养血敛阴，甘草甘温，补中缓急，酸甘相和而化阴，附子大辛大热，补火助阳，配甘草辛甘化阳，三味合用，共奏复阴益阳之妙用。类似配伍还见于甘草干姜汤、桂枝加桂汤、桂枝加附子汤等方中。

（三）归经配伍

1. 归脾胃经

（1）益气和胃。方如甘草泻心汤，方中重用甘草而健脾和胃，使中

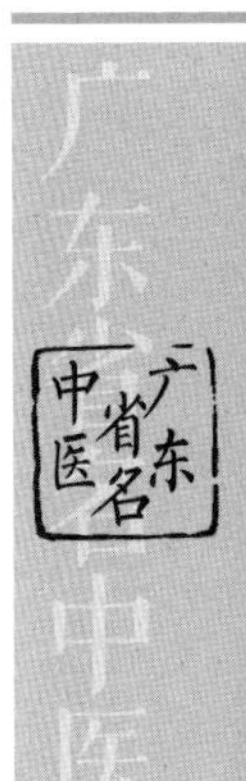

州得复，配以人参、大枣甘温调补，补脾胃之虚以复其升降之职；小建中汤中甘草合饴糖益气健脾而治“心中悸而烦”；栀子甘草豉汤治“虚烦不得眠”兼“少气”。类似配伍还见于理中丸、黄连汤、旋覆代赭汤等方中。

（2）健脾利水。方如桂枝去桂加茯苓白术汤。方中茯苓、白术渗利水湿，芍药、甘草酸甘化阴，生姜宣散水气，诸药合用使脾健水去。再如苓桂术甘汤，方中茯苓健脾安神，利水渗湿，甘草补脾益气，斡旋中用，两者相配促脾健运，培土制水。类似配伍还见于茯苓甘草汤、苓桂甘枣汤和柴胡桂枝干姜汤等方中。

2. 归心经

（1）养心复脉。方如炙甘草汤。方中炙甘草与人参配伍，益心气养心血，培补胃气。重用炙甘草为君，取其甘温益气、通阳复脉之功，与桂枝、生姜相合辛甘化阳，以养心复脉。

（2）温通心阳。方如桂枝甘草龙骨牡蛎汤，治“火逆下之，因烧针烦躁者”，此乃心阳内伤而生烦躁，故取甘草、桂枝温复心阳之气。再如桂枝去芍药加蜀漆牡蛎龙骨救逆汤，治汗出多而心阳虚，心失所养，心神不得敛养，故用甘草、桂枝宣气复阳。

3. 归肺经

（1）祛痰化饮。方如治“心下有水气，干呕发热而咳……”之小青龙汤，方中甘草配伍半夏燥湿祛痰，配伍干姜、细辛温肺化饮。

（2）止咳平喘。方如治“无汗而喘”之麻黄汤，治肺热咳喘之麻黄杏仁甘草石膏汤，治“太阳病，下之微喘”之桂枝加厚朴杏子汤等。

（四）甘草的“甘”味作用

1. 调和诸药

甘草的“甘”味作用在《方剂学》中多被笼统概括为“调和诸药”，

然而在《伤寒论》中具体分为以下作用。

（1）按功效分：①调和营卫，如桂枝汤，方中甘草、桂枝辛甘化阳以助阳实卫，甘草、芍药酸甘化阴以加大敛阴和营之力，共起调和营卫之作用；②调和阴阳，如芍药甘草附子汤，方中芍药、甘草酸甘化阴，附子、甘草辛甘化阳，三味合用，共奏阴阳双补之妙用；③和解少阳，如小柴胡汤，甘草既助人参、大枣扶正祛邪，又助柴胡、黄芩清解半表半里之邪热，共成和解少阳之主方；④调和寒热，如黄连汤，方中黄连苦寒以清在上之热，甘草甘温配干姜、桂枝以散在下之寒；⑤调和肝脾，如四逆汤，方中柴胡疏肝解郁，芍药敛阴养血，甘草理脾和中，共成疏肝理脾之剂；⑥调和表里，如葛根芩连汤之外解表邪、内清湿热，小青龙汤之外驱散表寒、内温肺化饮；⑦调和肠胃，如半夏泻心汤中，甘草助人参、大枣益气健脾，既防黄芩、黄连苦寒伤阴，又防半夏、生姜辛热伤阴，共解脾胃不和、寒热错杂之心下“痞”；⑧调和气血，如当归四逆汤，方中芍药、当归养血以行血，甘草、大枣补中益气以生血。

（2）按药性配伍分：①与有毒药物合用，缓和毒性，如四逆汤中与附子配伍，小青龙汤中与细辛配伍；②与寒凉性药物合用，缓和寒性，如白虎汤、麻黄杏仁甘草石青汤中与生石膏配伍，葛根芩连汤、黄芩汤中与黄芩配伍；③与热性药合用，缓和热性，如四逆汤、甘草附子汤中与附子配伍[28]。

2. 缓急止痛

张仲景根据“急者缓之”的原则，用甘草缓急以治里急、挛急、急痛等。如芍药甘草汤，方中芍药酸苦，养血柔肝，甘草甘平，补中缓急，两药合用酸甘化阴，滋养阴血，缓急止痛，标本同治，专治阴液不足，筋脉失养之“心烦”“脚挛急”，是缓急止痛的基础方。其他如小建中汤之治“腹中急痛”、四逆汤之治“四肢拘急”、苓桂术甘汤之治“气上冲胸”、桃核承气汤之治瘀热互结于下焦之“少腹急结”、甘草附子汤之治“骨节疼烦，掣痛不得屈伸”，其中甘草均起缓急止痛的作用。

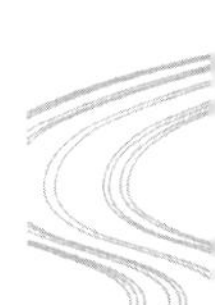

（五）特殊药物组合配伍

1. 甘草、桂枝

二药相配，辛甘化阳。一是调和营卫，扶卫阳以解表，如桂枝汤及其类方；二是温补心阳而平心下悸，如桂枝甘草汤；三是健脾阳而缓腹痛，如小建中汤。该药对是温阳补虚的主药，凡阳气不足、身体虚寒均可随证应用。

2. 甘草、人参、干姜

甘草、人参健脾益气补中，干姜温中散寒，三药合用，有温中阳、补中焦之效，是治疗中焦虚寒的主要配伍。常用于治心下痞、下利、呕逆等症，如半夏泻心汤之心下“满而不痛”、桂枝人参汤之“利下不止，心下痞硬”、黄连汤之“欲呕吐”等。

3. 甘草、芍药

芍药酸苦，合甘草酸甘化阴，柔筋缓急止痛，专治阴虚筋脉失养所致的“挛急”之症，如芍药甘草附子汤、小建中汤等。

4. 甘草、附子

附子大辛大热，补火助阳，回阳救逆，散寒止痛，甘草温补调中，制约附子毒性。两者配伍，常用于治阳虚寒厥证，如四逆汤、四逆加人参汤之“脉微”、茯苓四逆汤之“烦躁”、通脉四逆汤之“手足厥逆，脉微欲绝”等。

5. 甘草、大枣、生姜和甘草、人参、大枣

大枣味甘性平，补中和胃，生姜辛散微温，温中止呕，人参味甘微温，补脾益胃，合上甘草，共奏调和药性、补中益胃之良效。此两组配伍实为顾护脾胃而设，养中益气，扶正祛邪，甘补调中而使方药无伤脾胃之嫌。如小柴胡汤和解少阳，治“往来寒热、胸胁苦满、心烦喜呕、

默默不欲饮食”诸证，诸药合用共同调达少阳之枢机。

（六）结语

本文是笔者学习《伤寒论》之余对其进行的简单探讨，笔者认为张仲景运用甘草一药独具特色，《伤寒论》一书充分介绍了甘草的性味、归经和功效等，并且在药物配伍运用方面有一定的规律性，有待进一步深入学习和研究。

导师点评：《伤寒论》是学习中医的经典著作，但对肿瘤方面的研究较少，肿瘤的兼证、并发症等可参照《伤寒论》方加以应用，如常用四逆散加减治疗乳腺癌，使肝气得舒，症状减轻。本文研究甘草配伍，可作为切入点，进一步深入研究或进行动物实验研究等。

二、脏象学说对中医肿瘤学的指导作用及其局限性

（一）脏象的内涵

“脏象”一词首见于《素问·六节脏象论》，“脏”有两方面含义：一指“形脏”，即有形可见的实质性脏器，包括五脏、六腑、奇恒之腑等，它们以五脏为中心构成5个生理病理系统；二是指“神脏”，是人体一身之气运动变化状态的一种抽象，不同脏的名称只不过是人体气机运动变化不同状态的代名词而已。脏与天地之气相通应，产生喜怒忧思悲恐惊等情志活动。“象”是指上述5个生理病理系统的外在形象、征象及比象，其含义有三：一是指脏器的外在形象，如心如倒垂莲蕊形等；二是指表现于外的生理病理征象，如“肝病者，两胁下痛引少腹，令人善怒”（《素问·脏气法时论》）等；三是指内在5个生理病理系统与外在自然环境的事物与现象类比所获得的比象，如心气通于夏等。“脏”是“象”的内在实质，“象”是“脏”的外在表现。“脏象”把“形”与“象”有机地结合起来，较确切地反映了中医学对人体生理活动和病理变化的认识。

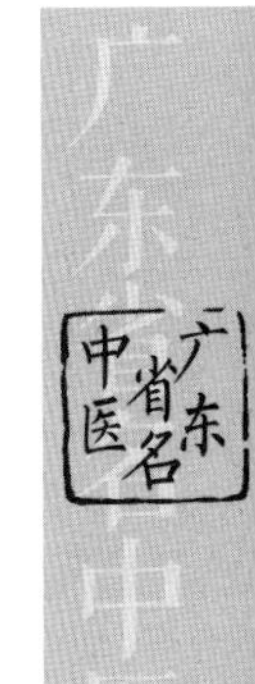

（二）脏象理论的构建

脏象理论是以古代形态解剖学为基础，以中华民族传统文化思潮影响下的哲学思想为指导，经过长期医疗实践逐步构建而成的理论体系。

1. 以形态解剖学为基础，认识脏腑功能

解剖方法是医学研究中最基本、最直观的方法，也是脏象理论创建的始基。离开解剖学的实践与观察，就无法认识各脏器的形态结构，更谈不上脏腑器官的功能活动。尽管中医学脏腑的内涵不能完全等同于解剖学中所说的同名脏器，但其形态基础无疑仍以脏器实体为依据。通过解剖观察，古代医家根据各脏腑的形态结构认识了“形脏”的功能，如通过“肺状如蜂窠，经息道与外界相通”，认识到肺司呼吸等生理功能。在“形脏”功能的基础上，古代医家运用“以表知里，以象知脏”的方法，建立了五脏与体、华、窍、液、志的关系，推理出“人有五脏化五气，以生喜怒悲忧恐”（《素问·阴阳应象大论》）等理论，体现了五“神脏”的功能特点。

2. 古代哲学思想的指导与传统文化的渗透

脏象理论的构建受古代哲学思想的深刻影响，渗透着传统文化的基因。精气学说认为脏腑之气不断运动，推动着各脏腑功能的发挥，维持着人体各项生命活动。阴阳五行学说将人体各脏腑进行阴阳划分、五行归属，用阴阳的对立制约、五行的生克制化，来阐释五脏间的生理、病理关系。并以君臣相傅论脏腑，同中国社会制度的传统观念密切相关。中国古代官制源于传统文化，对脏象理论产生了一定影响。如心藏神，在人体生命活动中起着主宰、统帅作用，犹如一国君主，故称为“君主之官”。

3. 长期医疗实践的反复验证

在长期的医疗实践中，古代医家通过对人体各种外在表象的仔细观察

来推断内脏的具体情况；通过对正常人体外在表现与疾病变异情况的比较，以及发生病变后人体对治疗用药的反应，反证了脏腑的相关功能。如肺功能正常时，呼吸调匀；发生病变时，会出现呼吸困难、哮喘等，这为肺主气、司呼吸的功能提供了佐证。可见，脏象理论源于实践，又受临床检验。

脏象理论的形成和发展经历了漫长过程。在中华民族传统文化的影响下，以古代哲学为指导，结合形态解剖学知识，历代医家经过长期反复的医疗实践，较全面地认识了脏腑结构与功能，逐步形成具有中医特色的脏象理论体系。

（三）近现代对脏象理论的争议与理解

近现代围绕"脏象"及"脏""象"的含义，有不少争鸣。《中医大辞典·基础理论分册》将"脏象"解释为"人体内脏机能活动的征象"。程昭寰[29]认为，脏是脏象的主体，脏象学说是研究人体所藏内脏、所藏精气的生理活动规律及其相互关系的学说。王洪图[30]把脏象学说定义为研究脏腑、经脉、形体、官窍的形态结构、生理活动规律及其相互关系的学说。孙广仁[31]认为"脏"的内涵有二：一是指"脏器"，即为实质器官，属于"形脏"；二是指"脏气"，即不指实质器官，而是对人体整体之气运动变化不同状态的抽象。同时他认为"象"的内涵有三：一是指脏器的外见形象；二是指内脏表现于外的生理病理征象；三是指内在5个生理病理系统与外在自然环境相通应的事物与现象，即两者类比所获得的"比象"。王琦[32]认为，所谓脏象就是指内在脏腑的生理功能活动及病理变化反映于人体外部的象征，而这种象征客观地反映了内在脏腑的功能变化，从而可作为推论或判断脏腑功能变化趋向的依据。乔明琦[33]认为，脏象的基本内涵为"藏于体内的内脏器官及其表现于外的生理病理征象"。脏象是前贤在粗略解剖知识的基础上，通过"司外揣内""以象测脏"等法所建立的有关人体组织结构及其功能活动和病理变化的理论知识，此已为学术界所公认。孟庆云[34]认为脏象学说的概念启

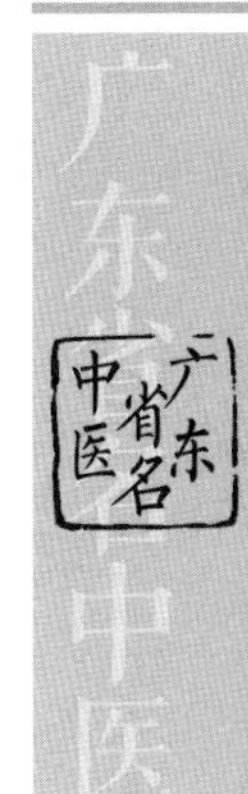

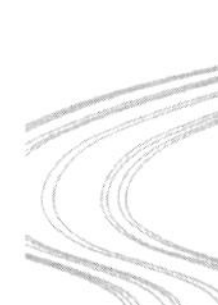

导于《周易》爻象，分为现象、意象和法象，具有时间、空间多维属性，表述了人体的全息系统模型。任秀玲[35]从先秦逻辑“正形名”论出发，认为脏象是名、形、实三位一体的概念，脏象理论体系的构筑是对脏象理论概念中“象”的发挥演绎，是以象测脏的脏象方法的运用。吴爱华等[36]认为，象的内涵，包括内脏的外见“象”，也指内脏表现于外的生理病理征象“表象”，还指内在5个生理病理系统与外在自然环境相通应的物与现象“比象”。这种认识体现出哲学思想在中医理论中的渗透与融合，是客观所见的形态与主观研究所得的认识的有机结合。已有学者力证中医对脏腑的概念始终以功能、气化为主，并且着重研究脏腑之间的功能联系，而不是其具体形态结构，以形态学为根据解释脏象功能的方法应该被摒弃[37]。

（四）脏象学说对中医肿瘤学的局限

“脏象理论是基于临床实践又受到临床实践所检验的，脏象理论的研究仍以临床为归宿。”现代医学认为肿瘤是以局部占位性病变为首发症状的全身性疾病，早期肿瘤无明显的全身症状，也就是说早期无证可辨，因此“局部”所属脏腑对于“治未病”有很大的指导意义。中医理论研究人体的疾病，必然是“形而上”与“形而下”的有机结合，而不能仅研究“形而上”，肿瘤早期就是“形而下”疾患。已故名老中医萧龙友[38]在《整理中国医药学意见书》中分析道：“中国之医，有道有术。汉以前之医，大都皆能由术入道，即庄子所谓技而进乎道者也，如扁鹊、仓公、华佗传中所称治病之法皆本于此。魏晋以后，《外经》失传，而所传之《内经》，又多掺杂秦汉人之论说，岐黄之真学不明，学医者无所适从，乃群遵仲景为医圣，奉其《伤寒》《金匮》之书为不二法门，专以伊尹汤液之法治病，而所谓解剖之术，几无人能道。宋以后医家虽名为笃守《内经》，其实皆以五行生克附会穿凿，空而不实，精而不当，遂成为今日之医，而于古人之所谓医道、医术相悖不可以道理计。”所以研究脏象不能离开结构谈功能，否则将成为玄学。

导师点评：脏象就是指内在脏腑的生理功能活动及病理变化反映于人体外部的象征，而这种象征客观地反映了内在脏腑的功能变化，从而可作为推论或判断脏腑功能变化趋向的依据。脏象学说是在古代哲学思想的指导下，以形态解剖学为基础认识脏腑功能，并在长期医疗实践的反复验证中提炼出来的。脏象学说博大精深，是中医理论的核心之一。从中医肿瘤学的角度看，由外及内的推理分析方法有一些局限性，这也是中医辨证论治的局限性，采用辨证+辨病结合的方法，可少许弥补这种局限性，尤其对早期患者及手术根治后患者的辨证施治会有裨益。

三、《伤寒杂病论》辨证论治理论对中医治疗肿瘤的临床指导意义

肿瘤病情变化复杂，在同一疾病的不同阶段选用不同的治疗方法，如手术前、手术后，化疗阶段、放疗阶段，等等，都可以应用《伤寒杂病论》辨证论治理论来指导治疗。

肿瘤疾病的演变过程与《伤寒杂病论》论述的外邪入内、循经演变过程较为相似。肿瘤疾病，不论发现早晚，多以局部邪实为主，有些因患者体质等因素表现为正虚邪实。张仲景在《伤寒杂病论》中着重阐述的是六经受邪后可用汗、吐、下、和、温、清、补、消等八法治疗，治疗方法有服药、针灸、熏洗等，尤其强调祛邪扶正法。

（一）同病异治

同一种肿瘤疾病，因为所处的治疗阶段不同、患者体质不同、对各种治疗的反应性不同、兼有的其他疾病不同，经过中医的辨证，其治疗方法可以大不相同或同中见异。运用《伤寒杂病论》中的辨证论治理论体系指导个体化治疗，是当今中医临床治疗肿瘤的最大优势。

（二）异病同治

不同的肿瘤疾病，可以因为处于相同的治疗阶段，或因体质、兼证

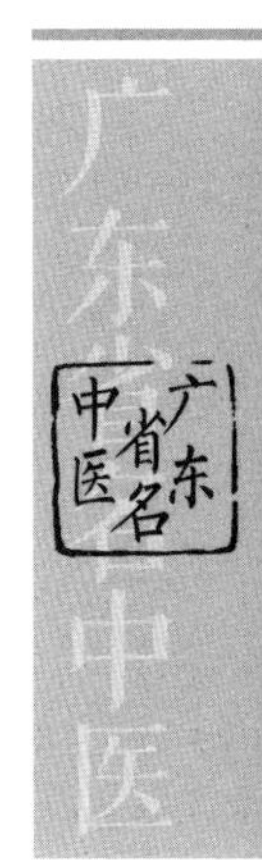

相似，而表现出相似的证候。如肺癌和食管癌放疗患者可出现相同的临床症状，各种肿瘤化疗患者都可能出现相似的呕吐、恶心等症状。根据《伤寒杂病论》中的辨证论治理论体系，就可用相似的方药来治疗。

（三）整体治疗

当前对肿瘤的综合治疗，可使肿瘤患者的生存期得以延长。由于肿瘤的复杂性、多样性，治疗时，不能把肿瘤作为一个孤立的病种考虑，而应运用《伤寒杂病论》中的辨证论治理论体系指导治疗，而强调中医整体化治疗往往能收到较好的疗效。如下利、便溏、大便秘结可见于各种肿瘤，但其辨证及治疗用方各有不同，具体如下。

下利：协热下利致里热气逆（葛根芩连汤），表邪兼正气大伤（桂枝人参汤），痞证下利致胃虚食滞、水气不化（生姜泻心汤），邪热内迫阻结胃肠（大柴胡汤），脾肾阳虚（四逆汤），寒热错杂（乌梅丸），湿热下利（白头翁汤）。

便溏（见于恶性肿瘤化疗阶段）：脾胃虚寒（理中丸、人参汤），热聚于肠（调胃承气汤），胆热犯脾（小柴胡汤）。

大便秘结：热结胃肠（三承气汤），热实结胸（大陷胸汤），肠燥津枯（麻子仁丸），湿邪困脾（桂枝附子汤去桂加白术汤）。

导师点评：张仲景所著《伤寒杂病论》内涵丰富，迄今虽已历经1800余年，但应用时只要辨证准确，必有桴鼓之效。当今肿瘤治疗首选手术、化疗、放疗等物理或化学疗法。治疗后，可能正气恢复，肿瘤治愈；也可能肿瘤未除，甚至扩散、转移，正气虚衰，病情加重；也可能因治疗而产生各种副作用，导致机体正气虚损而见各种变证。针对诸多变证，《伤寒杂病论》的辨证论治体系可以运用到整个肿瘤治疗过程中，对当今肿瘤的中医治疗有非常重要的现实意义。尤其是古方的新用、化裁变通，其运用范围非常广泛，能治愈许多疑难重症，值得我们借鉴。

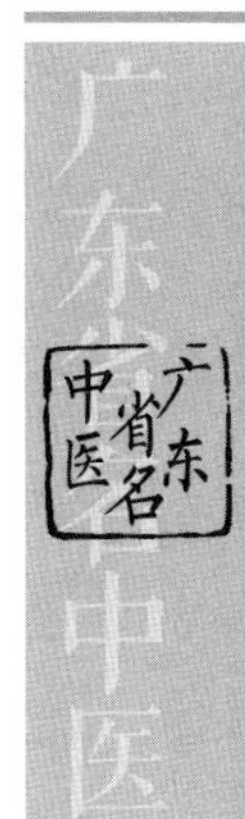

四、《温病条辨》增液汤功效探析

清代温病大师吴鞠通在《温病条辨》中创立增液汤方，其药味精炼，配伍严谨，后世诸多方剂均由其化裁而来，故增液汤被认为是温病养阴法的基本方。后世医家奉其为“增水行舟”之代表方剂，多用于治疗阳明温病津亏便秘之证。笔者通过复习文献，结合分析现代临床研究成果，认为此方非独润肠，亦润五脏；其主治也不局限于阳明温病津亏便秘之证，还可以运用于五脏阴液亏虚诸证。现就《温病条辨》增液汤功效试做如下探析。

（一）本方“增水行舟”功效认识的渊源分析

在《温病条辨》中，吴鞠通将温病便秘的病机提纲挈领地概括为热结和液涸两类，通过衡量二者的轻重缓急，他确立了3种治法：对于热结液干之实证，用大承气汤；对于热结液不干而旁流者，用调胃承气汤；若液涸多而热结少，则用增液汤，此谓“无水舟停”，治当“增水行舟”。增液汤出自《温病条辨》中焦篇第11条：“阳明温病，无上焦证，数日不大便，当下之，若其人阴素虚，不可行承气汤者，增液汤主之。”本条便结是指患者由于素体阴虚，又患温病，温热之邪伤及阴液，导致阴液不足，肠道失润，燥屎内结，而难以排出。本条内容属于第3种治法，因津伤而不可用峻剂攻之，故以增液汤滋养阴液以润肠通便，以补为通。由于本方多次出现在《温病条辨》中焦篇，而且均用于治疗“津液不足，无水舟停者”，而在上、下二焦篇未见单独使用增液汤，故后世医家多据此认为增液汤独为温病津液亏损、燥屎内结之中焦证者专设。

（二）从本方组方配伍原理分析其功效

增液汤全方药味少，用量大，味精而力宏，由玄参、麦冬和生地黄3味药组成。方中重用玄参为君，养阴生津，启肾水以滋肠燥。《神农本草经》称其主治心腹中寒热积聚，并能解热结；《本草纲目》云其能

"滋阴降火，解斑毒，利咽喉，通小便血滞"。臣佐之麦冬，可养阴润肺，益胃生津，清心除烦，亦系能补能润能通之品。《本草便读》谓："麦冬能引肺气清肃下行，通调水道以归膀胱。"生地黄主清热凉血，养阴生津，逐血痹，用细者，取其补而不腻。《本草纲目》中载其能"凉血，生血，补肾水真阴，除皮肤燥，去诸湿热"。三药质润而多汁，生地黄、玄参滋心肝肾之阴，麦冬滋肺胃之阴，合用共同补益五脏阴津。虽然吴鞠通在《温病条辨》中将本方用于治疗中焦阳明温病，但依中医整体观念与辨证论治究之，邪之所感，随处可传，在温病的辨证中不可将上、中、下三焦的病变截然分开，病机有时相互交错，增液汤可滋阴清热凉血，增液润燥，应对全身阴液不足均有治疗作用。三药均有滋腻之性，对脾胃虚寒、便溏患者有促泻作用，但这种副作用被吴鞠通巧妙地利用转化为治疗作用，足见增液汤立方之妙。

（三）从本方药物的性味归经分析其功效

从本方药物的性味分析，玄参、麦冬、生地黄均为甘苦寒之品。甘能解毒益阴，苦能清泄坚阴，寒可泻火存阴，三者相须为伍，共奏清火养阴之效。相关统计资料表明，在内科常用的30多个养阴方剂中，均以地黄和麦冬为首选，说明其在养阴药中具有代表性且有良好的疗效。而这些方剂是用于治疗全身性的阴液亏虚证的，并非限于治疗阴液亏虚之肠燥便秘。归经是药物作用的定位概念。考三者归经，玄参入肺、胃、肾经，麦冬入肺、心、胃经，生地黄归心、肝、肾经。三药入心、肝、肺、胃、肾五经，涵盖上、中、下三焦。且三者皆归肺经，应与肺的关系较为密切，盖温邪上受，首先犯肺，肺为娇脏，性喜润而恶燥，燥邪犯肺，宣降失司，致干咳少痰、口干渴等津液亏耗之症，此为主；又肺与大肠相表里，肺中津液亏少，无液下济大肠，致大便干结难解，此为次。以增液汤滋阴润燥，复已伤之津，行"增水"之功，则肠中燥结自下，可达"行舟"之用。依据中医整体观念，增液汤非单滋肠道之阴，实为"一切阴虚立法"。

从中医学角度来看，温邪是阳热亢盛之邪，亢阳最易耗伤阴津，而阴津是维持人体生命活动的重要物质，是正气的物质基础。阴津的耗伤会导致组织细胞的功能受损甚至形态结构的改变，造成内环境紊乱。急性伤阴早期快速大量补液可使津伤之证迅速缓解；到了急性伤阴晚期，即使大量补液，仍难以纠正伤阴，而加用养阴药可以加速阴液恢复。对增液汤作用机理的现代研究结果进行分析，也可以得出其作用范围是全身性的，并不局限于胃肠等脏器这一观点。

综上分析，增液汤能够兼顾五脏阴津，治疗五脏阴虚证，实际上是中医治疗一切阴虚的基础方剂之一，故应将其归于治燥剂中，其功效应为滋阴清热、增液润燥。吴鞠通创增液汤，乃针对温病后脏腑阴液大伤者，非专为阳明燥结便难而设，可普遍用于治疗各种热病所致的阴津耗伤以及内伤杂病中的阴虚内热证等。加深对增液汤功效的认识，扩大其主治范围，是本文探析目的之所在。

五、读《伤寒论》有感

目前不少学者研究《伤寒论》，同过去相比，有一些新趋势，其主要表现有如下几方面：一是处处与现代医学来对号，不仅生理、病理换用西医的名词，就连方剂与中药，也以现代的药理化验为依据；二是运用电子计算机进行设计与研究；三是用现在的三论——系统论、信息论、控制论对《伤寒论》进行阐释。

我们知道，任何学术都是随着时代而向前发展的，对于千余年前的中国医学名著《伤寒论》来说，自然也不能例外。但必须强调的是，所谓发展，指的是运用现代的新技术、新成就去论证、发挥、发展《伤寒论》，而不能喧宾夺主，把《伤寒论》当成解释三论的工具和发展新技术的试验品。因为如果那样，就会把《伤寒论》架空，使其成为只有时髦的外貌，而无实用价值的空中楼阁。邓铁涛教授在全国中医战略会议上指出："近年已有用三论来研究中医，采用新理论和实验手段研究中医，对此我们都欢迎。但我们不能满足于中医符合黑箱理论、模糊数学和这个论那个论，而更重要的是创造出我们的‘论’来。”“在战略上……必须以我为主，即以中医理论体系为主，去发展中医，是用中医理论体系去推动新技术革命，而不是改造中医。”这段话可以说切中时弊，不啻为每个中医敲响了警钟。他所说的中医理论体系，是指整个中医学术，当然也包括《伤寒论》在内。归到本题，中医理论体系在《伤寒论》中指的是哪些？怎样才算“为主”？怎样才能把它“为主”起来？这些都是关键性的问题。笔者认为，如果真正解决了这些问题，并把中医理论体系为主起来，就不怕与现代医学对号，三论也架空不了中医。相反，真正学透了《伤寒论》的理、法、方、药，掌握了《伤寒论》的辨证规律与技巧，那些现代的新事物、新理论，倒确实是促使《伤寒论》学术向前发展的好手段。而如果没有把《伤寒论》学好，或者学得不深不透，没有真知灼见，只会跟一些注家亦步亦趋，那么那些急于求新的想法，只会有百弊而无一利。例如就白虎汤来说，通过化验分析，测定石膏的成分是含水硫酸钙加杂质，那么临床如何运用白虎汤？这是发展了中医，还是扼杀了中医呢？再如，对血室这一脏器，如果仍钻在一些注家的迷魂阵中，说不清到底是肝经、冲脉，还是子宫，也确定不了是否男女皆有血室，那么将此输入电子计算机中，其结果又当如何呢？如果仍跳不出旧注家的圈子，仍认为《素问・热论》有日传一经之说，《伤寒论》既继承了此说，又加以发展而否定，这种模棱两可、自相矛盾的说法，属于“三论”的哪一论？如此种种，不胜枚举。用新技术、新方法研究《伤寒论》，要防止上述这些弊端的出现，就要有一个先决条件。这个条件就是真正把《伤寒论》学深学透，排除一切似是而非的旧注杂说的干扰，根据生理、病理、药理以及诊法、治则、组方等一系列理论体系，把张仲景的主导思想掌握起来，没有模棱两可之见，没有似是而非之处，理论上经得起辩论，临床上经得住检验，形成真知灼见，且颠扑不破，才算学到手。这个先决条件，说简单些就是“温故”。中国有句古语，叫“温故而知新”，温故是知新的基础，如果不温故，即便有所知新，也绝不是中医的新。

总之，知新是目的，温故是基础。

六、《黄帝内经》医患关系浅析

医患关系是患者与医者在医疗活动中各种联系的总和，是医疗活动中最基本、最核心的关系。《黄帝内经》是现存最早的中医古籍，奠定了中医的理论和诊疗方法基础，对医患关系有较为充分的论述，其理论对缓和医患关系具有借鉴作用和启发意义。

（一）对医者而言

1. 精神饱满，态度和蔼，心情恬静

《素问·脉要精微论》云："持脉有道，虚静为保。"意思是医生在诊脉、辨证施治过程中只有虚心静气、排除杂念，才能保证诊断的正确性，才能制定出适当的治则。《灵枢·终始》云："专意一神……以收其精，必一其神。"《素问·方盛衰论》云："诊有大方，坐起有常，出入有行，以转神明，必清必净，上观下观。"意思是辨证准确主要靠医生认真实施四诊，在此过程中，医生要精神集中，否则难得病情玄机，可因"精神不专，志意不理"而致"十不全者"（《素问·征四失论》）。

2. 关心患者，注重患者精神情志心理

《灵枢·本神》曰："情志过激，先伤心神……既伤心神，亦伤他脏。"情志是重要的病因。"凡刺之法，先必本于神"，神是生命的表现和主宰。《素问·汤液醪醴论》曰："精神不进，意志不治，故病不可愈。"可见精神情志对治病的重要性，医者在治疗时，有效地辅以情志开导，可调动患者的精神状态，增强疗效。《素问·调经论》曰："按摩勿释，出针视之，曰我将深之，适人必革，精气自伏。"体现了医者对病者的密切关注和尊重。《灵枢·师传》曰："顺者，非独阴阳脉论气之逆顺也，百姓人民皆欲顺其志也。"这就要求医者要耐心做好患者的思想工作，熟悉患者的心理变化，这样才能有的放矢地进行治疗。因此因人制宜，注重患者的情志方能取得更好的治疗效果。正如《灵枢·师传》所言："告之以其败，语之以其善，导之以其所便，开之以其所苦，虽有无道之人，恶有不听者乎？"

3. 遵守医疗常规，同时灵活应变

《素问·平人气象论》中"常以不病调病人，医不病，故为病人平息以调之"，以健康人为标准推究病理征象，"良工皆得其法，守其数"。医者的医疗活动是客观的实践活动，不能主观臆测，随心所欲地对待。《素问·疏五过论》曰："圣人之术……必有法则，循经守数，按循医事。"假若医者患病，则不能以己调患者，这是对患者，也是对医者负责，否则易造成误诊。正如《素问·至真要大论》所言之"谨道如法，万举万全"，《灵枢·官能》之"用针之服，必有法则……"，《素问·示从容论》之"圣人之治病，循法守度……循上及下，何必守经"，《素问·方盛衰论》之"诊无常行"，高明的医生能把握疾病的发生、变化与预后，治疗上能灵活变通，根据病情选用适宜的治疗手段，并综合运用多种疗法，如针药结合、内外结合、按摩与食疗结合等，《素问·汤液醪醴论》中即运用按摩、温衣、发汗、利小便等法治疗阳虚水肿。

4. 要有精湛的医术

《灵枢·邪气脏腑病形》云："见其色，知其病，命曰明；按其脉，知其病，命曰神；问其病，知其处，命曰工。"随着社会的发展，患者对疾病、药物的认识不断丰富，这也促使医者不断提高医术和诊疗技术。《素问·征四失论》云："受师不卒，妄作杂术，谬言为道，更名自功，妄用砭石，后遗身咎，此治之二失也。"医者受业未精，医术不过关是治病失败的一个重要原因，故《黄帝内经》十分重视医者的医术，《素问·气交变大论》云："道者，上知天文，下知地理，中知人

事。”《素问·异法方宜论》曰：“圣人杂合以治，各得其所宜，故治所以异而病皆愈者，得病之情，知治之大体也。”《素问·四气调神大论》曰：“圣人不治已病治未病。”对医者的知识结构、治疗疾病的手段和预防疾病的方法提出了更高的要求。疾病与个体因素密切相关，如经济、社会、心理等都使患者的证候各不相同，所以治法上应因人而异，进行个体化治疗，如对肥胖人、瘦人、平常人及婴儿的浅深之刺，皆有不同标准，见于《灵枢·逆顺肥瘦》。同时《黄帝内经》还强调，医者要教导患者日常养生之道，以使其却病延年，如《素问·上古天真论》云：“法于阴阳，和于术数，食饮有节，起居有常，不妄劳作。”

5. 有崇高的医德

《灵枢·师传》曰：“夫治民与自治，治彼与治此，治小与治大，治国与治家，未有逆而能治之也，夫惟顺而已矣。”治病和治国一样，对待患者也要像关怀和爱护人民一样。因此，医生除了要有高超的医术，还必须具备崇高的医德，对患者要有热忱的态度、高度的同情心与责任感，要有全心全意为患者服务的思想和救死扶伤的精神，这是医生最基本、最重要的德行。《素问·宝命全形论》曰：“余念其痛。”疾病使得患者身心承受双重折磨，因此医者应同情患者的痛苦，谅解患者的难处，设身处地为患者着想，对患者要一视同仁，不因其经济状况、社会地位而差别对待。《灵枢·师传》云“入国问俗，入家问讳，上堂问礼”，体现了对不同人群生活习俗的尊重。《素问·疏五过论》云“圣人之术，为万民式，……为万民副”，说明医生习医的目的主要是为民众服务，为民众谋福利。

（二）对患者而言

1. 相信医者，配合治疗

医患关系是双方的，要迅速、有效地治疗疾病，除了医生要有崇高的医德、精湛的医术外，患者的生理、心理、精神状态也很重要，所以取

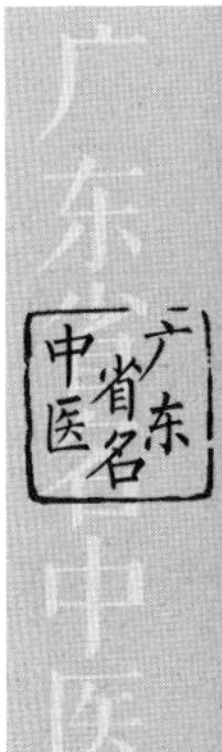

得患者的配合才能收到事半功倍的效果。《素问·五脏别论》曰：“拘于鬼神者，不可与言至德；恶于针石者，不可与言至巧；病不许治者，病必不治，治之无功矣。”患者迷信鬼神会影响治疗效果，增加治疗难度。《素问·宝命全形论》曰：“道无鬼神，独来独往。”《黄帝内经》认为，疾病并不是迷信手段可以治疗的，这在当时确实难能可贵。因此，对患者而言，要破除迷信，相信科学，配合医生，接受治疗，这样才能达到治愈疾病的目的。

2. 遵从医嘱，节制欲望，建立健康的生活方式

疾病的发生与情志、心理、生活方式密切相关。《灵枢·贼风》曰：“志有所恶，及有所慕，血气内乱。”《灵枢·本神》曰：“是故怵惕思虑者则伤神，神伤则恐惧流淫而不止。”过度的忧、恐、喜、怒以及欲望或需求得不到满足，会影响生理功能。机体维持平衡是有一定限度的，超过了身心承受的程度，就会致病，《素问·经脉别论》曰：“生病起于过用。”《素问·五常政大论》曰：“无代化，无违时，必养必和，待其来复。”患者须保持平和心态和乐观情绪，增强心理承受能力和心理素质，配合治疗，才能促进康复。《素问·举痛论》曰：“喜则气和志达，营卫通利。”《素问·上古天真论》曰：“以恬愉为务……可以百数。”可见乐观情绪对人体生理有促进作用。另如《素问·生气通天论》中“膏粱厚味，足生大丁”等所言，不好的生活方式会导致疾病的发生，同时《素问遗篇·刺法论》告诫病后“慎勿大怒”“勿大悲伤”，以免不利情绪影响疾病的治疗和病后康复，所以患者要顺应四时，建立健康的生活方式，如《素问·四气调神大论》云“夜卧早气，广庭信步”，《素问·上古天真论》云“虚邪贼风，避之有时，……形劳而不倦，气从以顺，各从其欲……故美其食，任其服，乐其俗，高下不相慕”。

3. 医患双方为标本关系

医生的治疗措施作用于患者的身心内外而发挥作用。医生治病时需了解患者的精神状况，调动患者的积极性、信心和抗邪能力才能更好地发挥治病作用，变“神不使为神使”。《素问·五常政大论》反复强调“化不可代，时不可违”“无代化，无违时”，说明疾病的康复治疗有其自然规律和一定的疗程，对于医患双方来说，均应明确和遵循这一规律，按自然规律办事，做到不急不躁。患者更应注意安神定志，既来之则安之，积极配合治疗，促进身体早日康复。在治疗疾病的过程中，医患关系会直接影响治疗的效果。《素问·汤液醪醴论》曰：“病为本，工为标，标本不得，邪气不服。”治病是一个过程，医生与患者需要彼此合作，才能最终战胜疾病。《素问·五脏别论》曰：“病不许治者，病必不治。”这强调了医患合作的重要性，若患者不相信医生，不肯将病情如实相告，或者对治疗失去了信心而拒绝治疗，那么即便是勉强治疗，也不可能收到预期效果。

七、《黄帝内经》“和谐”思想探析

《黄帝内经》乃我国现存最早的一部医学文献，其将当时先进的哲学思想与医学知识有机结合起来，创立了独特的中医理论体系，奠定了中医学的理论依据和指导方法基础。该书在阐述医学理论的同时，对当时哲学领域的某些问题，诸如阴阳、五行等进行了深入的讨论，体现了丰富的哲学内涵。“和谐”思想是中国传统文化和中国古代哲学的重要内容，其在《黄帝内经》一书中得到体现和应用。

（一）“和谐”思想的哲学基础

所谓“和谐”，是指事物存在和发展的相对稳定的多样性的协调统一[39]；“和”在古汉语中，作为动词，表示协调不同的人和事物并使之平衡[40]。对“和”做最高层面分析的是《礼记》中的《中庸》：“喜怒哀乐之未发，谓之中；发而皆中节，谓之和。中也者，天之大本；和也者，天下之达道也。致中和，天地位焉，万物有焉。”[41]《黄帝内经》“和谐”思想深受《周易》和先秦诸家学说的影响。《易传》高度赞美并极力提倡和谐思想，提出了“太和”的观念[42]，《周易》通过象数符号运演系统把数、象、理、占（类推）和谐统一起来，把自然和人和谐统一起来[43]。“和”是儒家思想的重要范畴。孔子具体表达了和谐思想，《论语》曰：“君子和而不同，小人同而不和。”“过犹不及。”孟子提出了“天时不如地利，地利不如人和”的和谐观。道家也有同样的思想，老子言“道生一，一生二，二生三，三生万物，万物负阴而抱阳，冲气以为和”（《老子·第四十二章》），“人法地，地法天，天法道，道法自然”（《老子·第二十五章》），主张顺应自然，提倡“少私寡欲”的清静无为思想。墨家的代表人物墨子提倡“兼相爱，交相利”的博爱精神。此外，法家、名家、阴阳家等的学说也包括一定的“和谐”内容。之后汉董仲舒形成了“天人合一”体系，认为“天地之精所以生物者，莫贵于人，人受命于天”（《春秋繁露》）。由此可知，《黄帝内经》的成书有其特定的社会基础和理论渊源，其“和谐”哲学思想的形成与有关学家的理论密切相关。

（二）天人相应，内外和谐

《黄帝内经》认为，人起源于自然的运动变化，《素问·宝命全形论》曰：“人生于地，悬命于天，天地合气，命之曰人。”“人以天地之气生，四时之法成。”《素问·六节脏象论》曰：“天食人以五气，地食人以五味……神乃自生。”同时又认为，人与自然息息相通。《素问·天元纪大论》曰：“在天为气，在地成形，形气相感，而化生万物矣。”《灵枢·顺气一日分为四时》曰：“春生、夏长、秋收、冬藏，是气之常也，人亦应之。”《灵枢·刺节真邪》云：“与天地相应，与四时相副，人参天地。”因此人生活在自然当中，人类的行为可以影响自然界，自然界的变化也可以影响人体的机能活动。《黄帝内经》强调人与自然的统一性和适应性，将人与自然视为互相联系、互相依赖的和谐统一体。如《灵枢·岁露论》云："人与天地相参也，与日月相应也。"维护机体内环境的稳定和人与外环境的协调，使生命活动保持正常，达到"天人相应"，才能避邪防病，保健延寿。《灵枢·本神》曰："故智者之养生也，必顺四时而适寒暑。"《素问·上古天真论》曰："有贤人者，法则天地，象似日月，辩列星辰，逆从阴阳，分别四时，将从上古合同于道，亦可使益寿而有极时。"如果人与自然不相适应，自然的变化超出了机体的承受能力，则发为疾病。《素问·脏气法时论》曰："邪气之客于身也，以胜相加，至其所生而愈，至其所不胜而甚，至于所生而持，自得其位而起。"《素问·阴阳应象大论》曰："治不法天之纪，不用地之理，则灾害至矣。"甚则如《素问·生气通天论》所言："内闭九窍，外壅肌肉，卫气散解，此谓自伤，气之削也。"

因此，治疗疾病必须以"天人相应"的和谐观为指导，顺应四时阴阳消长节律，使人体生理活动适应自然界的变化，保持机体内外环境的协调统一，并根据四时气候的变化，采用适宜的治疗方法，方能取得良好疗效。

（三）身心合一，形神和谐

《黄帝内经》认为，人体的心理和生理相互关联，又互相制约。人体只有在生理与心理相协调、形体与神志相和谐时才能达到健康状态。

疾病的发生与否与正气的强弱相关，所谓"正气存内，邪不可干"（《素问·刺法论》），而正气的强弱又与情志心理密切相关。《黄帝内经》认为许多疾病由气机失调引起，如《素问·举痛论》云"百病生于气"，《素问·五运行大论》云"逆其气则病"。而情志失常是导致气机失调的主因之一，且情志失常往往会损伤内脏、败坏形体，如《灵枢·百病始生》云"喜怒不节，则伤脏"，《素问·阴阳应象大论》云"怒伤肝""喜伤心""思伤脾""忧伤肺""恐伤肾"，《素问·疏五过论》云"暴乐暴苦，始乐后苦，皆伤精气，精气竭绝，形体

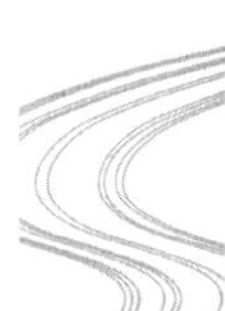

毁沮”。同时《黄帝内经》认为，身心互相影响。《灵枢·本脏》曰：“志意者，所以御精神、收魂魄、适寒温、和喜怒者也。”身心失和会引起形神失调，从而产生疾病，如《灵枢·贼风》云“志有所恶，及有所慕，血气内乱”，《素问·痿论》云“有所失亡，所求不得……发为痿躄”，《灵枢·本神》云“是故怵惕思虑者则伤神，神伤则恐惧流淫而不止”，甚则引起“精坏神去，荣卫不可复收。……精气弛坏，营泣卫除，故神去之而病不愈也”（《素问·汤液醪醴论》）。

因而保持身心和谐具有重要的意义。《黄帝内经》认为“精神不进，志意不治”（《素问·汤液醪醴论》），并把“神”放在重要地位，如《素问·宝命全形论》云“一曰治神……”，《素问·上古天真论》云“独立守神”，《灵枢·本神》云“凡刺之法，先必本乎神”。所以良好的情绪和精神，有利于气血的恢复、机体抵抗力的增强，如《灵枢·本脏》云“志意和则精神专直，魂魄不散，悔怒不起，五脏不受邪矣”。因此，人们应努力做到“恬淡虚无，真气从之……志闲而少欲，心安而不惧”“处天地之和，从八风之理，适嗜欲于世俗之间，无恚嗔之心……外不劳形于事，内无思想之患，以恬愉为务，以自得为功”（《素问·上古天真论》）和“为无为之事，乐恬淡之能”（《素问·阴阳应象大论》）。保持清静的心境和寡欲的精神，同时做到愉快舒畅，使身心和谐，形神平衡，自能“精神内守，病安从来”“形与神俱而尽终其天年”及“形体不敝，精神不散，亦可以百数”（《素问·上古天真论》）。

（四）阴阳协调，平衡和谐

阴阳是对宇宙中相互关联的事物和现象对立双方属性的概括。《素问·阴阳应象大论》曰：“阴阳者，天地之道也，万物之纲纪，变化之父母，生杀之本始，神明之府也。”人体正常的生命活动，是阴阳保持协调平衡的结果。

《黄帝内经》认为，阴阳的协调维持了生命的正常活动。阴阳以对方为存在的基础和功能发挥的前提，阴阳具有对立统一关系，阴阳维系了生命活动的稳定性。《素问·阴阳应象大论》曰："阴在内，阳之守也；阳在外，阴之使也。""阳生阴长，阳杀阴藏。"一般情况下，阴阳平衡，机体功能正常，人体就健康，如《素问·生气通天论》所言："阴平阳秘，精神乃治"。而阴阳失调，机体功能失和，则会引起疾病。故《素问·阴阳应象大论》曰："阴胜则阳病，阳胜则阴病。"《素问·生气通天论》曰："阴不胜其阳，则脉流薄疾，并乃狂。阳不胜其阴，则五脏气争，九窍不通。"《素问·四气调神大论》曰："阴阳四时者，万物之终始也，死生之本也，逆之则灾害生，从之则苛疾不起。"疾病的发生及其病理过程，是正常"阴平阳秘"的生理协调遭受破坏的表现。《素问·生气通天论》曰："凡阴阳之要，阳密乃固……故阳强不能密，阴气乃绝。"当阴阳之间失去了平衡协调关系，甚至不能相互依存时，就会出现亡阳或亡阴重证，即"阴阳离决，精气乃绝"，那么生命也将终结。

所以《黄帝内经》提倡"法于阴阳"及"和于阴阳"（《素问·上古天真论》），"阴平阳秘，精神乃治"（《素问·生气通天论》），"谨熟阴阳，无与众谋"（《素问·阴阳别论》）。在治法上则体现和遵循"从阴引阳，从阳引阴""审其明阳，以别柔刚。阳病治阴，阴病治阳"（《素问·阴阳应象大论》），"阴阳反他，治在权衡相夺"（《素问·玉版论要》），以及"谨察阴阳所在而调之，以平为期"（《素问·至真要大论》）。用药上也要把握适中，中病即止，否则"亢则害，承乃制"（《素问·六微旨大论》）。人体阴阳协调，机体活动平衡，才能使精神旺盛，才能维持正常的生命活动，即《素问·调经论》所言"阴阳匀平以充其形，九候若一，命曰平人"。如果没有这种阴阳协调、平衡和谐，就不可能有相对稳定的物质形态和人体正常功能，生命也就不可能存在。因此，调和阴阳、维持动态的平衡协调是人体健康和机体正常活动的根本。

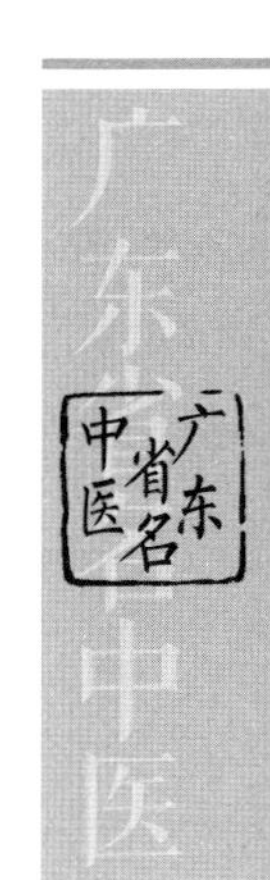

（五）结语

《黄帝内经》不仅是一部伟大的医学经典，还是一部囊括心理学、生态学、社会学等多方面知识的哲学巨著，其不仅奠定了中医的理论体系基础，还融合了当时先进的哲学思想，体现了丰富的哲学内涵和外延。其中涵括的“和谐”思想，不仅对于“天人相应”、疾病防治、养生有指导作用，而且对于建立和谐的医患关系、和谐的治疗观念，处理人与自然、人与社会、人与人之间的关系，以及协调人本身的内在关系等也具有参考借鉴作用，深深体现了《黄帝内经》在当代所具有的重要现实意义，其蕴含的精髓内容仍有待进一步发掘。

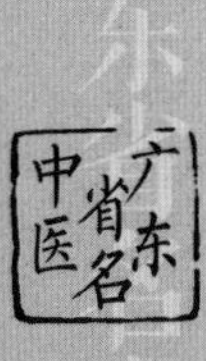

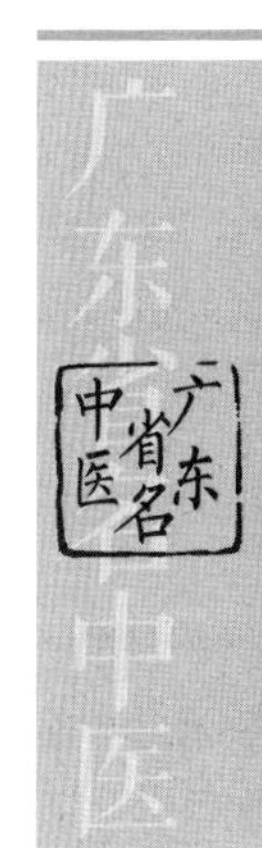

第二节 心得体会

一、跟师学习体会

（一）医者仁心

吾师林丽珠教授常教育学生，做事之前要先学会做人，做一个医生首先要有一颗仁慈的心，事事为患者设身处地地着想，正如《孟子·梁惠王上》所言，“老吾老以及人之老，幼吾幼以及人之幼”，对患者无论贫富都应一视同仁。笔者跟师期间，她以身作则，言传身教，学生无不时刻感受着老师医者仁心的精神境界，她每次出诊，无论多晚，无论多累，总会认真地看完最后一位患者，严谨地开完最后一张处方；无论工作多忙碌，她每天都会抽空回病房巡视患者，交代诊疗方案。恶性肿瘤是一种特殊疾病，其晚期患者往往存在不同程度的心理障碍，老师总会耐心地鼓励他们，给他们以信心、希望，不少患者及家属在长期的中西医结合治疗中，与老师结成了好友、知己。吾师常常说，只有重视患者的心理状态，劝导患者及家属保持坦然、愉快的心境，增强他们战胜疾病的信心，使他们积极配合治疗，才能争取机会取得良好的疗效。

（二）治疗以人为本，提倡带瘤生存

中医治疗肿瘤，首先把人看成一个整体，老师常说，中医是治“病的人”，与西医治“人的病”不同，要把治疗放在人本身、人与社会之中考虑，在整体观、辨证论治理论的指导下重视“以人为本”。恶性肿瘤的治疗难度比较大，包括西医手术在内的治疗方法目前仍然不能达到完全根治的水平。恶性肿瘤晚期患者往往生活质量下降明显，而中医在提高生活质量方面的优势已经得到众多研究的证实和医学界的广泛认

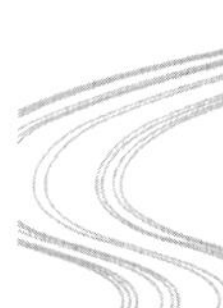

可。吾师“十一五”攻关课题“益气除痰法治疗老年肺癌”的研究结果表明，单纯的中医药治疗对老年肺癌有延长生存时间的功效。因此老师提倡患者带瘤生存，特别是老年患者、中晚期患者，而不一定进行放化疗。吾师认为，中医药治疗肿瘤的疗效特点，是通过稳定瘤体、改善症状来达到带瘤生存的目的。其表现是瘤体缩小不明显，但自觉症状明显好转。而且求助于中医药治疗的癌症患者，大多数为中晚期患者或者复发患者，已出现病灶的广泛转移，采用任何治疗手段想要达到肿瘤病灶消失的目的都已不可能，消灭病灶已不是治疗的主要目的。因此吾师主张，治疗应以人为本，综合患者的体质、体力、肿瘤负荷、心理预期、经济情况等采用中西医结合治疗，以延长生存期、提高生活质量为治疗目的，并将生存质量引入中医肿瘤疗效评价领域，这得到了业内的认可。

（三）主张中医维持治疗

大多数早中期恶性肿瘤患者，行4～6周期的辅助化疗之后往往无药可医。对于部分肿瘤，例如肠癌、肺癌，现有的临床研究提示使用化疗药物维持治疗不仅成本较高，而且副作用大，影响患者的生活质量。如进展期非小细胞肺癌（NSCLC）患者接受标准的一线化疗后，维持治疗对于病情稳定的患者能带来进一步的临床获益，主要表现为无进展生存期延长，但尚不能证明对总生存期有影响。对于如何选择维持治疗的人群、药物及疗程等，仍有待进一步的探讨。吾师认为，肿瘤的发病、复发及转移与人体内正邪力量的消长变化相关，中医药的维持治疗能增强患者体质、抑制肿瘤细胞的生长。中医药不仅“简、便、验、廉”，而且在恶性肿瘤的治疗方面确实能起到提高生活质量、延长无病生存期及总生存期的作用。

（四）善用经方

《伤寒杂病论》被誉为“众方之宗，群方之祖”，其严谨地将理法方药融为一体，对中医临床有着普遍的指导意义。吾师认为，经方对恶性肿瘤的治疗同样起着不可替代的作用，例如对于原发性肝癌属气滞者，她常常以小柴胡汤加减治疗，而对于肝胆湿热者则以茵陈蒿汤加减治疗。同时，吾师亦灵活运用经方改善患者的症状，例如：对于胸腔积液压迫所致呼吸性症状，予葶苈大枣泻肺汤加减；对于低蛋白血症所致双下肢浮肿属阳虚水泛者，予真武汤加减；对于毒热蕴蓄肠道，予承气汤加减；对于癌性发热，根据六经辨证，予桂枝汤、小柴胡汤、白虎汤或承气汤等加减。再者，吾师还善用经方减轻放化疗的不良反应，例如：对于化疗的心脏毒性所致的心悸胸闷，属气血不足者，予炙甘草汤加减；对于化疗导致的消化道反应，予泻心汤类辨证加减；对于化疗引起的骨髓抑制，往往从肝肾论治，予六味地黄丸或肾气丸加减。吾师认为，放射线乃毒热之邪，往往损伤人体津液气血，对于放射性咽喉炎，可予桔梗汤。放射性肺炎出现热证时可予麻黄杏仁甘草石膏汤或者白虎汤。经方配方严谨，吾师在充分领会经方精髓的同时，根据多年临床经验，灵活运用，随证加减配伍，效果显著。

（五）活用虫类药

吾师临证30余载，不仅经方运用出色，而且还善于活用虫类药辨证治疗恶性肿瘤。吾师认为，肿瘤的发生与虚、痰、毒、瘀有关，所以治疗时，要在辨证基础上兼以清热解毒、活血化瘀，而虫类药则可在其中起重要的作用。例如治疗化疗药物的神经毒性导致的手足麻痹、疼痛等症时，加壁虎、蜈蚣、地龙等活血通络；实证患者存在瘀毒征象时，予土鳖虫、壁虎、僵蚕等消癥散结。同时，吾师认为，肿瘤的复发转移多与痰瘀毒结有关，肿瘤复发的患者往往多瘀，可予全蝎、蜈蚣等配伍。

（六）重视脾胃

正气亏虚为恶性肿瘤的基本病机，贯穿于疾病的始终，吾师对恶性肿瘤的治疗宗《黄帝内经》“有胃（气）则生，无胃（气）则死”及“得

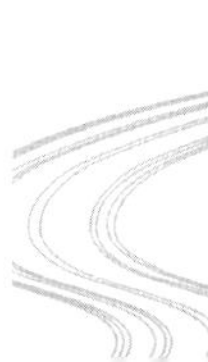

谷则昌，失谷则亡”的观点。吾师认为，中医药治疗肿瘤的关键之处在于保护患者的脾胃之气，使其发挥后天之本的作用。同时在祛邪之治中，要防止重伤脾胃，只有脾运健旺，水谷精微才可以化生气血，载药攻积；在扶正治本之中，要以辨证为依据，根据病情的需要选择适当的补益法。例如，在原发性肝癌的治疗中，即便是肝肾阴虚，在滋阴柔肝的同时，也应顾护脾胃，使胃气旺盛，这就是治疗肝癌应用健脾祛瘀法重用益气健脾药物以固后天之本的原因。

（七）扶正与祛邪并重

吾师认为，恶性肿瘤是一种局部属实、全身属虚的疾病。对于临床表现不明显、身体基础条件较好的患者，重在祛邪，消除局部肿块，想方设法使清除病灶变为可能；而晚期患者身体基础条件较差，其治疗重在扶正，改善症状，提高生活质量，延长生存期。患者的临床症状不同，其治疗也各有所侧重。中医的全身扶正治疗与西医的局部祛邪治疗相结合，已成为一种趋势，它能取得单一手段无法代替的临床疗效，其目的在于最大限度地提高患者的生存质量。所以吾师在治疗过程中，对于虚证患者，在扶正的同时不忘祛邪，往往以四君子汤、八珍汤为主加祛邪药物；对于实证患者，在清热解毒、活血化瘀、消癥散结的同时适当予以补益脾胃和气血类药物。

（八）药食并重

中医认为，药食同源。吾师认为，食疗有着药疗不可替代的作用。《黄帝内经》曰：“毒药攻邪，五谷为养，五果为助，五畜为益，五菜为充，气味合而服之，以补益精气。”适当选择与身体需要相对应的补益食物，可起到扶正抗癌、增强体质的作用。例如晚期肿瘤患者消耗较大，常常表现为恶病质，因此必须加强营养，牛奶、鸡蛋、瘦肉等有营养且容易消化的食物应该加强摄入，而对于营养价值不高、难以消化、容易损伤胃气的煎炸生冷、发霉食物应该避免摄入。再如肝癌患者肝脾同病，肝脏体阴而用阳，喜调达而恶抑郁，在饮食上可以多食滋肝阴、清肝热、健脾养胃的食物，诸如菠菜、西红柿、猪肝、瘦肉、鸡蛋，配合食用健脾食物，如葛根、山药、白扁豆、薏米粥、芡实粥、猴头菌菇、鸡内金等。还可以用夏枯草、溪黄草、土茯苓、白术、茯苓、枸杞子、党参、黄芪、五爪龙等煲瘦肉、猪骨、甲鱼等，分次服用，以患者能够耐受为度。药食并重既强调调养脾胃的重要性，亦强调多种手段并用的必要性。

吾师临床经验丰富，待患者如亲人，以上仅是笔者跟师学习过程中的一点心得体会，只能管窥吾师学术、医德之小部分，期盼在以后的临床工作中能有更多机会聆听吾师之教导，不断提高临证水平，为患者带来更好的治疗效果。

二、运用“病痰饮者，当以温药和之”治疗肿瘤经验

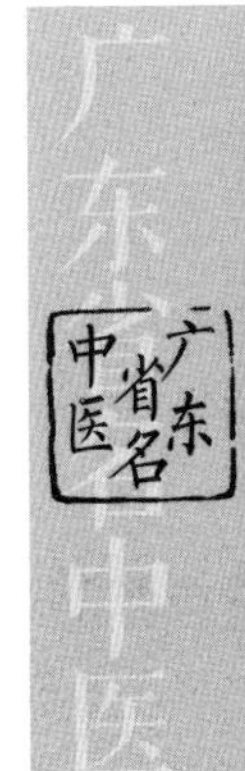

（一）痰饮的病因病机

痰既是多种疾病的致病因素，又是某些疾病的病理产物，无论因痰致病，或是因病生痰，皆与肺、脾两脏密切相关，故有“脾为生痰之源，肺为贮痰之器”之说。“痰”古同“淡”，从水，故痰因水湿停留而成，其清稀者为饮，稠浊者为痰。广义的痰包括有形之痰和无形之痰，有形之痰指从口中咳出的痰液，亦包括瘰疬、痰核；而停留在脏腑经络组织中的痰，影响生化，阻塞气机，变生百病，为无形之痰。痰饮病症可及全身。朱丹溪说：“脾气者，人身健运之阳气，如天之有日也，阴凝四塞者，日失其所，理脾则如烈日当空，痰浊阴凝自散。”张景岳说：“果使脾强胃健，如少壮者充，则水谷随食随化，皆成气血，焉得留而为痰。”肺脾肾阳虚则“水泛为痰”“上渍于肺”。赵献可云“七情内伤，郁而生痰”，李用粹言“惊恐忧思，痰乃生焉”，说明肝失疏泄，气机流行不畅可郁聚生痰。肾主调节水液，若肾失开阖，则水湿停聚而为痰，张景岳指出：“盖痰即水也，其本在肾，其标在脾。在肾

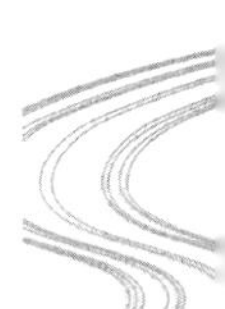

者，以水不归源，水泛为痰也。在脾胃，以饮食不化，土不制水也。”三焦具有通利水道的作用，《素问·灵兰秘典论》曰：“三焦者，决渎之官，水道出焉。”如果三焦气化失常，或者气机闭塞，则水液无法正常运化，停留而成水湿痰饮。《圣济总录》曰：“若三焦气塞，脉道壅滞，则水饮停聚不能宣通，聚而成痰饮，为病多端。”张仲景强调脾失健运，水精不能四布，是引起痰饮病的主要原因。饮属阴邪，最易伤人阳气，痰饮形成之后，作为新的病理因素作用于机体，又会产生不同的病理变化，症见多端，故痰饮病总属本虚标实之候。

（二）癌瘤皆由痰生

林丽珠教授认为，癌肿的发生皆因痰作祟。如朱丹溪谓“百病中多有兼痰者，世所不知也”“凡人身上中下有块者多是痰”，且“痰之为物，随气升降，无处不到”，或贮于肺，或停于胃，或凝滞于胸膈，或聚于肠胃，或客于经络四肢等。其为病则为喘咳，为呕吐，为泄利，为嗳气，为嘈杂，为眩晕，为惊悸怔忡，为寒热痛肿，为痞满，为壅塞，为带下，为癫疝，为结核，为癥瘕积聚，为心腹块痛等。痰浊凝结于头面颈项可出现结核肿块，致口腔癌、鼻咽癌、甲状腺癌、淋巴瘤等，且痰瘀胶结则成“窠囊”；痰与死血停留于食管胃脘，可致胸痛彻背，噎塞呕逆，或隔食呕吐，呕秽痰涎，如食管癌、胃癌等；痰热互结阻塞，或痰饮泛滥，悬于胸中，可出现咳嗽痰血，发热胸痛，心悸短气，甚则喘息抬肩、颈项臃肿，见于支气管肺癌、纵隔肿瘤或各种癌瘤转移致胸腔恶性积液；痰浊瘀滞乳络，致乳中肿块硬实，甚则溃破渗液流血，疮口翻花，如乳腺癌；痰与寒邪凝涩胞中，可致下腹肿痛，五色带下，血水臭秽，甚则有阴疮交肠，见于子宫内膜癌、宫颈癌，以及继发直肠阴道瘘或膀胱瘘。癌症晚期多转移至脑，系由痰浊夹风邪循经入脑，阻塞清窍，致头痛呕吐，昏花复视，肢体偏瘫，甚则昏迷不醒；痰毒流注或痰癖留着骨骼，可出现骨骼畸形或肿块，疼痛如锥，痛处固定，肢体废用，甚则骨折瘫痪，见于骨癌或骨转移癌。痰是多数癌肿的致病因素，癌瘤发展又可形成内痰与外痰，因此，除痰散结是林丽珠教授治疗癌症的常用方法。临证时又须顾及痰邪常夹杂六淫、瘀毒为患，形成风痰、寒痰、热痰、燥痰、湿痰、老痰、痰核、痰癖、窠囊等，根据孰轻孰重进行辨治，做到常中有变，或温化寒痰，或清热化痰，或燥湿化痰，等等。

（三）“温药和之”的含义及其在肿瘤治疗中的运用

张仲景曰：“病痰饮者，当以温药和之。”痰饮病，是由于人体阳气虚弱、气化不行、水液停聚所致，以脾肾阳虚为根本。“温药和之”是借助“温药”振奋阳气，使脾气温运，化输精微，则痰饮不致集聚内停。肺气温行则腠理开发，水道通调，饮邪可从表从下分消而去。肝气温而条达，则气机畅通，痰湿得以疏泄。肾气温煦，清阳蒸腾，暖泽脏腑，脏腑藏泄正常，则痰湿无泛滥之虑。三焦通行元气，运化输布功能正常，则痰湿不能停聚。“温药”一般理解为温性的药物，亦指用药要温和，不可太过，以和为度，非燥之、补之。温阳可使五脏温暖，阳气布达，以逐阴邪，不可刚燥伤阴；益阴切勿滋腻遏阳，因专补碍邪，过燥伤正，故应以和为原则。针对痰饮病以脾肾阳气亏虚为主的特点，应以补益脾肾为用药原则。《素问·阴阳应象大论》言：“壮火之气衰，少火之气壮，壮火食气，气食少火，壮火散气，少火生气。”温药多属温燥之品，若用之适度，其温和之气能够温补脾肾真阳，如春之日，一经中天，冰雪随之消融；如用之过度，则有耗气伤精之弊，如盛夏酷暑，赤日炎炎，使泽溏干涸。且痰饮内停，阴津已伤，饮邪郁积日久，亦易化热伤津，若再过用燥烈之品，非徒无益，反而有害。如“夫短气有微饮，当从小便去之，苓桂术甘汤主之，肾气丸亦主之”。苓桂术甘汤温阳健脾，化气除饮，温而不燥，利而不峻；肾气丸水中补火，补阳兼益阴，补火不燥，益水不寒。脾气得运，肾气得温，“大气一转，其气乃散”，小便得利是气转阳复的征兆，故“当从小便去之”，以“温药和之”。《说文解字》中关于“和”的含义论述为：“和，相应也。”“和之”字面上是指温药不可太过，但不能片面理解为用药温和，实则寓有祛邪之意。魏念庭的《金匮要略方论本义》言：“言和之，则不专事温补，即有行消之品，亦概其义理于温补之中，方谓之和之，而不可谓之补之益之也。盖痰饮之邪，因虚而成，而痰亦实物，必少有开导。总不出温药和之四字，其法尽矣。”可见“和之”亦指当在化痰药中加行气、消饮、开肺、导痰之品。行者，行其气也；消者，消其饮也；开者，开其阳也；导者，通导二便也。朱丹溪亦强调“治痰当以顺气为先，气顺则一身津液自顺”，其所制祛痰诸方中，多配理气、行气之品，如陈皮、枳壳、木香、枳实等。除用药配伍行气之品外，朱丹溪亦重视调理人体气机，行气开郁，以约七情之偏。

林丽珠教授认为“和”又有调和、缓和、和脾胃以调中之意。如张介宾所云：“和方之剂，和其不和者也。凡病兼虚者，补而和之；兼滞者，行而和之；兼寒者，温而和之；兼热者，凉而和之。和之为义广矣。”可见“和之”之法变化无穷。张仲景在采取的祛除饮邪的治疗措施中，主张“和之”的策略，即在顾护正气的前提下，权衡人体正气与邪气的标本缓急关系，既要祛除痰饮之邪气，更要固人体之正气，这正是“正气为本”思想的体现。应“谨察阴阳所在而调之，以平为期”调和阴阳，如张仲景在甘遂半夏汤中用甘遂、甘草相反相成，激发药性，以增强逐饮之效。在煎服法上，采用蜜和药汁再煎顿服，使留饮去，正气固，攻饮逐邪以安正气。又如十枣汤用芫花、甘遂、大戟为末，攻逐水饮，并以肥大枣煎汤送服，健脾扶正，使峻下不伤正。又如“膈间支饮，其人喘满，心下痞坚，面色黧黑，其脉沉紧，得之数十日，医吐下之不愈”，单以攻邪则正气不足，仅以补正则邪危情急。张仲景在辨治痰饮病的过程中，始终不忘温运中焦、和脾胃以调中、顾护脾胃，因为脾胃健运则“游溢精气，……上归于肺，通调水道，下输膀胱，水精四布，五经并行”。若脾胃被伤，不仅痰饮不除，而且影响病变转归。如十枣汤、葶苈大枣泻肺汤等祛邪峻剂，均佐大枣固脾以防攻邪伤脾胃，这亦是治未病思想的具体体现。

故治疗肿瘤当因人、因时制宜，辨患者体质强弱、正邪盛衰，扶正祛邪，使邪去正安。对于年龄较轻、疾病发现较早者，治疗当以化痰、散结、攻邪为主；老年患者、肿瘤晚期患者正气衰败，在攻邪的同时应予扶助正气、温补脾肾药物，以防攻邪药物损伤正气。

（四）病案举例

周某，男，78岁，2010年10月初诊。患者2009年5月CT检查示左上肺占位。支气管显微镜病理检查示分化差癌。患者咳嗽，咳白痰，痰中带血，咽部有异物感，胸痛，胸闷气促，纳可，眠可，二便调。舌质淡暗、苔少，脉细。证属脾虚痰瘀，治宜化痰散结，兼以健脾扶正。处方：壁虎6g、浙贝母15g、猫爪草15g、桃仁15g、天冬15g、山海螺20g、鱼腥草30g、石上柏30g、葶苈子15g、白英20g、党参30g、白芍15g。每天1剂，水煎服。服药1个月后复诊，咳嗽、咳痰、痰中带血减少，胸闷气促减轻。

欧某，男，73岁，2010年8月初诊。患者2010年6月出现吞咽疼痛，喉镜病理检查示下厌鳞状细胞癌，行化学药物治疗。现患者纳呆，恶心，疲倦，眠可，二便调。舌暗红，苔薄黄，脉沉细。证属痰毒内结，治宜清热化痰、散结消积。处方：蜂房10g、桃仁15g、山慈菇15g、夏枯草15g、徐长卿20g、龙葵20g、石上柏30g、金银花15g、菊花15g、天冬15g、党参30g、白芍15g。每天1剂，水煎服。服药1个月后复诊，吞咽较前顺畅，无恶心呕吐，无疲倦乏力。

上方大量运用化痰散结、消肿解毒药物，故以党参温中健脾、益气扶正，以预防攻邪类药性味过于寒凉损伤脾胃，攻伐太过损伤正气。这种临床用药印证了张仲景“病痰饮者，当以温药和之”之说。

导师点评：癌肿的发生与痰湿密切相关。朱丹溪谓“百病中多有兼痰者”“凡人身上中下有块者多是痰”，故治癌肿多用祛痰散结之法，为防攻伐太过，以温药和之，符合临床实际。

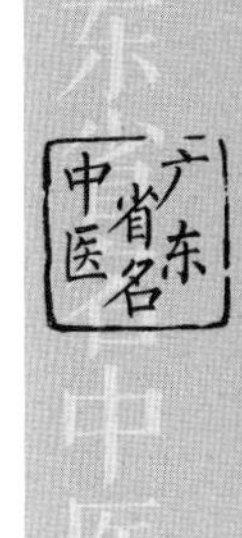

三、癌性发热的六经辨治之一

发热是肿瘤的常见症状之一，临床上多数的癌症患者都会出现发热。肿瘤性发热原因复杂，类型多样，常难以控制，单纯以西药抗病毒或抗感染、消炎、对症支持等措施治疗往往收效甚微，不能取得满意的疗效。若配合中医辨证论治，则多能取得良效。笔者在临床上根据六经辨证，灵活运用经方治疗癌性发热，有事半功倍之效，对于提高患者的生存质量具有重要意义，现收录于下。

（一）太阳病

方有执《伤寒论条辨·辨太阳病脉证并治上》云“太阳主表，为六经之首，总统营卫，而为一身之外藩”“巨阳主气，故先受邪”。凡受外邪，自表而入，每先侵犯太阳，故太阳病多见于外感病的早期阶段。由于癌症患者多存在内伤基础，正气虚极，虽容易感受外邪，但极其容易传变入里，出现虚实夹杂之证，所以在临床上肿瘤患者很少表现为单纯的太阳病。感邪之初，如能及时把握病机，正确施治，往往有力挽狂澜之功。

病案1：黄某，男，59岁，因“反复鼻腔出血、咳嗽10个月余”收入院。患者于2010年12月开始出现鼻塞、鼻衄、耳鸣，伴面部麻木，以左侧为甚，在当地肿瘤医院确诊为鼻咽癌（低分化鳞癌）并左上肺转移；予化疗2个疗程，续贯放疗1个疗程后，症状缓解，瘤灶减小。但2周后患者出现恶寒发热，遂要求中医药治疗。症见：精神倦怠，形体消瘦，恶寒发热，时有汗出，尤以上半身汗出为重，头痛，颈背部僵硬不舒，口干欲饮，偶感鼻塞，纳差乏力，大便干结，小便短少，舌质紫暗，舌苔薄黄，脉象浮数。证属营卫不和、气阴两虚。治宜解肌祛邪、调和营卫、益气养阴。予以两方并进：①拟桂枝加葛根汤化裁。桂枝12g，白芍、天花粉各15g，葛根30g，生姜10g，炙甘草6g，大枣5枚，本方中午12点服。②拟生脉饮加减。党参、五爪龙、白茅根各30g，麦冬20g，五味子15g，本方下午6点服。服药3天后，患者鼻衄消失，恶寒发热明显缓解，仍有汗出，二便通利，继进5剂后恶寒发热消失，汗出停止，神振纳增。

（二）阳明病

“阳明多血多气”，致病多属于实证，或为阳明经热证，或为阳明腑实证，临床上许多癌性发热的患者可表现为阳明病，这类患者一般处于病程的早中期或平素体质尚可。

1. 阳明经证

无论何因所致，本证病机特点为无形邪热炽盛，充斥内外，表里俱热，常见四大症，即身热不恶寒、口渴喜冷饮、汗出、脉洪大，但实际临床上不一定四症悉具，只见一二症即可辨证应用。

病案2：何某，男，42岁，于2009年年初确诊为结肠癌并行手术切除，术后曾行4次化疗，2010年5月出现咳嗽、咳血，检查发现肺多发转移癌，遂入院寻求中医药治疗。入院后予康莱特静脉滴注以扶正抑瘤，并加强对症及支持治疗。入院后3天患者突然出现高热，体温达39.2℃，急予静脉滴注抗生素、激素等，口服吲哚美辛，并予以物理降温，体温遂降至38℃，后又升高，最高达39.5℃，持续35h，西药无效，予以中医辨治。症见：壮热，不恶寒，头时有汗出，咳嗽，咳血，口渴喜饮，口唇干裂，纳差，倦怠嗜睡，大便2天未解，小便黄，舌质红，苔薄黄，脉洪大。辨证属于阳明热盛、耗伤阴津。里热炽盛，充斥内外，故见壮热，热盛伤津则口渴喜饮、口唇干裂；邪热伤阴，津亏肠失濡润则见大便秘结；肺与大肠相表里，肠热上犯于肺，肺气不利，故咳嗽；热伤肺络则咳血；舌红苔黄，脉洪大为阳明热盛佐证。治宜辛寒清热、滋养阴津。予白虎汤加牡丹皮、麦冬、生地黄各15g，复煎，不定时少量频服，每小时测量体温1次。服药6h后体温降至38.8℃，10h后体温降至37.4℃，15h后体温降至正常，遂停服上方。

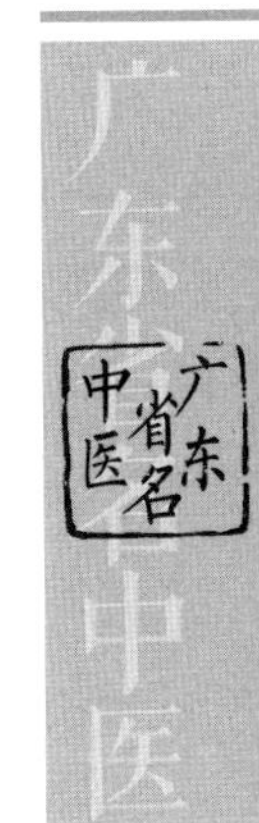

2. 阳明腑证

阳明在五行中居中主土，为水谷之海，气化主燥，若燥化太过，邪入胃肠，则成“胃家实”，即程郊倩在《伤寒论后条辨》所言：“六经虽分阴阳，而宰之者胃。五脏六腑皆朝宗而禀令焉。一有燥热，无论三阳传来之表寒，从而归热；即三阴未传之阴寒，亦归而变热，纯阳无阴。”故阳明腑证多伴发热，而癌性发热患者亦有属阳明腑证者。

病案3：陈某，男，50岁，因“右上腹胀满1周”于2010年8月入院。经CT扫描及穿刺活检诊断为原发性肝细胞癌（巨块型），遂行肝动脉灌注化疗栓塞术。术后第2天开始出现肝区疼痛，发热，体温38.7℃，纳差，口干多饮，小便量少色黄等，考虑为介入术后反应，遂予以口服曲马多片止痛，肌注复方氨基比林并冰敷以降温，之后疼痛缓解明显，体温稍降，但维持在37.8～38.3℃；至第4天患者体温高达38.9℃，对症处理无效，考虑予以中药降温。症见：高热，头有汗出，面红如炽，心中烦热，腹中胀满，口干喜饮，时有恶心欲呕，纳少，大便量少、干燥难排，小便量少色黄，舌红，苔干燥，脉滑数。辨证考虑为胃热炽盛、胃阴不足之证，予以调胃承气汤加减。大黄、芒硝各9g，甘草6g，沙参、麦冬、玉竹各12g。复煎，每剂徐徐温饮下。12h后体温降至37.3℃，查房时未见发热，患者自感心静身凉，无恶心、腹胀，大便正常，尚有不欲饮食、口干、小便量少之症，遂停上方，行进一步调补后诸症消除。

四、癌性发热的六经辨治之二

（一）少阳病

少阳位于半表半里，具有枢机作用，宣达内外。少阳癌性发热由太阳转入者，多属正气较弱，即“血弱气尽，腠理开，邪气因入”所致；同时少阳主疏泄，郁则发病，亦有自发于少阳本经者，病变以少火被郁为主。但两种情况殊途同归，均为少火被郁和枢机不利所致，病位总在半表半里，治亦相同。

病案1：刘某，男，35岁，2011年9月初经CT检查发现“胆囊癌，累及肝Ⅳ段，伴肝门区、胰头周围及腹膜淋巴结转移”，患者拒绝手术治疗，遂入院行保守治疗。入院症见：精神一般，情志抑郁，善太息，疲倦乏力，右胁下部及剑突下隐痛，偶有腹胀，胃纳一般，二便尚调。以亚砷酸注射液静滴3天后患者症状出现变化：午后寒战高热（37.8～39.4℃），无汗出，头晕，恶心呕吐，口干，口苦，纳差，大便干，小便黄，舌红，苔薄黄，脉弦细。综合以上诸症，辨证属于少阳被郁，枢机不利。治宜和解少阳，方用小柴胡汤化裁：柴胡、黄芩各12g，半夏、党参各15g，炙甘草、白芍各6g，生姜9g，大枣5枚，鳖甲（先煎）30g，生地黄、牡丹皮各10g。服药4剂后体温降至37℃以下，头晕、口苦、欲呕消失，仍感口干、纳少、胁下隐痛、身倦乏力，上方加黄芪20g，鸡内金、枸杞子各15g，又进5剂，患者热退身凉，口干消失，饮食增加，疼痛减轻。继以上法加减调理而好转。

（二）太阴病

脾属湿土，位居中宫，为阴中之阴，职司运化。太阴病或因三阳传变，或因外邪直中，或因平素脾阳不足、感受寒湿而成，但性质总属中焦虚寒。如尤在泾言：“然太阴为病，不特传经如是，即直中亦如是，且不特伤寒如是，即杂病亦如是。”（《伤寒贯珠集·太阴脏病脉证治六条》）柯琴亦谓太阴病“总不出于虚寒”，太阴癌性发热多属于内伤杂病之类。

病案2：周某，男，61岁。主诉：剖腹探查术后10天余。2006年11月患者因“胃溃疡伴上消化道出血”行“胃大部切除术”时发现腹腔内广泛肿瘤转移病灶，有少量血性腹水，转移灶分布于大网膜、肠壁、肠系膜、肝脏表面以及壁层腹膜，尤以下腹部明显，局部腹膜浸润融合。切除大网膜上部分转移病灶后病理活检示：腺癌转移。术中予5-氟尿嘧啶1000mg加入蒸馏水200mL浸泡腹腔，并留置腹腔引流管1条备术后腹腔

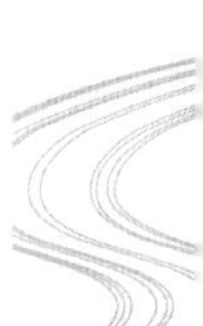

灌注化疗。患者术后第2天下午出现发热（37.2～38.4℃），予抗生素、退热药物等治疗1周未效。症见：形体瘦弱，神疲乏力，下午发热，四肢冷感，腹部胀满，隐痛，咽干口燥但不欲饮，时有恶心，不欲饮食，大便稀，日行4～5次，小便量多；手术伤口已拆线，表面尚有稍许黄色渗出液；舌淡苔白，脉细缓。辨证属于脾阳虚衰、寒湿内盛，治疗当温中散寒，方选理中汤化裁：党参、干姜、白术各15g，炙甘草、葛根、肉豆蔻、鸡内金各6g，诃子9g。考虑患者胃大部切除术后，嘱其每天服3次，服药30 min后进热粥少许。服药3剂后患者体温降至正常，咽干口燥、恶心、腹胀、便溏等症状明显减轻，余症如故。

五、癌性发热的六经辨治之三

（一）少阴病

手少阴属火，主藏神，主血脉，为一身之主；足少阴属水，主藏精，主水液，内蕴真阴真阳，为先天之本。少阴病因直中或转属而成，由于致病因素、感邪轻重及患者的体质不同，少阴病有表证、里证、寒化、热化之分，但总以心肾虚衰、水火不交为主要病机。晚期肿瘤多涉及人身根本，病情多危重，复杂多变，故少阴病常见。

1. 少阴寒化证

其成因或素体阳虚，一经病邪侵袭，阳气更加涣散，或病势太重，正不胜邪，或因误治，阳气随之浮散，由于虚阳浮游于上，格越于外，故可见发热。

病案1：朱某，男，24岁，2010年诊断为淋巴细胞性白血病，随后7年间行多次化疗，至2017年4月出现发热（约39.4℃），予以抗生素、激素等治疗1周，高热仍不退，遂到当地诊所行中医治疗，连下寒凉方药10余剂，且重加水牛角、羚羊角、黄连等，愈进愈剧，危在旦夕，遂转入我院诊治。症见：身热似炭，体温达39.2℃，烦躁不安，欲掀衣揭被，目赤，唇肿而焦，饮食不进，大便已数日不解，小便短少，舌质淡红，少苔，脉浮数无力。由于病情严重，即刻会诊。患者虽表现为实热之象，但寒凉药物反而加重病情。予患者两杯水，一寒一热，任其选择，结果患者触及冷水杯壁即刻缩手，而趋向热水杯，且畅饮之。此试验虽佐证了真寒假热之说，但患者体弱，实则犹疑，遂予四逆汤稍试之。炮附子、红参各15g，干姜10g，炙甘草6g。1天后体温降至38.2℃，效不更方，继进2剂，体温降至正常。

2. 少阴热化证

少阴热化证多由于素体阴虚，复感外邪，邪从热化或感温热之邪，内灼真阴，更耗阴津，虚火更旺，典型代表方证为黄连阿胶汤证。《伤寒贯珠集·少阴篇》载："少阴之热，有以阳经传入者，有自受寒邪，久而变热者……至心中烦而不卧，则热气内动，尽入血中，而诸阴蒙其害矣。盖阳经之寒变，则热归于气，或入于血；阴经之寒变，则热入于血，而不归于气，此余历试之验也。"

病案2：黄某，男，57岁，2017年5月初诊。主诉：鼻咽癌放疗后5天。现患者午后发热，体温38.4℃，手足心热甚，间有夜间盗汗，鼻腔干燥，咽喉干燥、疼痛，心烦少寐，尤以入夜为甚，纳食乏味，大便干结，小便量少、赤涩，舌红，苔少色黄，脉细略数。证属真阴亏损，虚火内灼，方用黄连阿胶汤化裁：黄连、白芍各12g，黄芩9g，阿胶（烊）、生地黄、知母各15g，淡竹叶10g。水煎服，再以汤冲服鸡子黄1枚，每天1剂，并嘱忌食辛辣温燥之品。患者连服5剂后体温正常，自感舒适，但仍有纳差，经进一步调理，诸证皆无。

（二）厥阴病

厥阴病病机复杂，证候多端，变化无常，对于厥阴病的本质、提纲、主方历代颇有争议，但抓住厥阴肝脏内寄相火、功主疏泄的生理特征和阳气升降出入紊乱于厥阴枢机之位的病理，临床不难辨证。

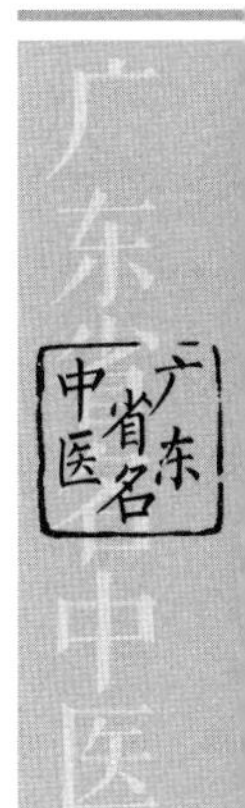

病案3：杨某，女，56岁，2017年4月于门诊就诊。主诉：宫颈癌放疗后壮热5天。患者体温大于38.8℃，服用非甾体抗炎药无效，午后热甚，有蒸热感，头晕头痛，四肢乏力，心内烦热，纳少，口渴欲饮，时有腹胀、腹痛，近2天出现下痢，每天4～6次，大便为脓液性质，频厕不爽，里急后重，舌绛苔黄，脉弦滑。此乃热毒内蕴、肝经湿热所致，治宜清热燥湿、凉肝解毒，方以白头翁汤加减：白头翁15g，黄柏、秦皮各12g，黄连、金银花、连翘、赤芍、牡丹皮各9g。水煎服，每天1剂。3剂后，患者热退身凉，痢去大半，倍感舒畅，续用白头翁汤原方2剂，痢止。

（三）体会

1. 对癌性发热进行六经辨证治疗具有理论可行性

仲景六经病实际上是六经所属脏腑生理病理反应的证候概括，无论外感，还是杂病，都离不开六经，同时六经病皆以发热为主症，所以六经辨证对癌性发热的治疗具有指导意义。诚如俞根初所言："以六经钤百病，为确定之总诀。"（《重订通俗伤寒论·六经总诀》）柯韵柏谓："仲景之六经，为百病立法，不专为伤寒一科，伤寒杂病，治无二理，咸归六经之节制。"

2. 对癌性发热进行六经辨证具有实践可行性

历代医家广泛以六经辨证指导临床，并多有充实和发展，如叶天士善用六经分析病机、决定治法，不仅用之于外感温热之病，更用之于杂病；吴鞠通临床尤擅运用经方六经辨证疑难危重病证，屡起沉疴；另外，陈达夫治眼科、李树勋治儿科、王友章治妇科都以六经辨证理论为指导。虽然对癌性发热进行六经辨证尚处于探索阶段，但从临床实践看屡投屡中，给人以重大启迪。辨识病机，据病机选方，是活用经方和运用六经进行辨证的规范思路与方法，同时强化了对癌性发热进行六经辨证治疗的目的性和意识性。

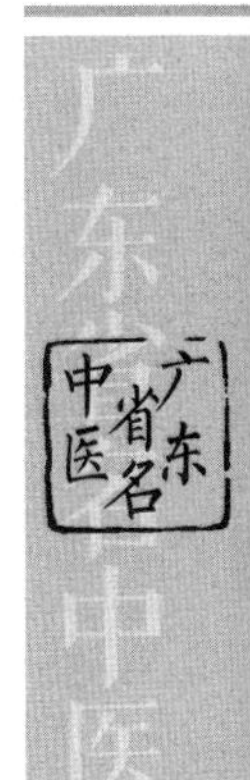

3. 肿瘤患者体质、病情的复杂性决定了癌性发热的复杂性

癌性发热虽然从临床上可以分为几个相对独立的证型，但却很难截然区分，证型往往兼夹出现，单纯进行六经辨证尚不能满足临床要求，应权衡轻重，辨证用药，不可拘泥于某一证型或六经辨证。

上面是笔者对癌性发热六经辨证的一些探索和思路，但对于癌性发热，如何更客观地评价中医治疗作用和疗效评价标准，并制定出一个癌性发热相对客观化的六经辨证分型标准，尚需进一步探索。

六、癌毒诊治探讨

癌毒是中医学特有概念，随着中医药在癌症治疗中地位的日益提高，癌毒的概念也逐渐为现代医学所接受。为了能在临床实践中有的放矢地治疗癌症，笔者认为有必要将癌毒的诊治系统化、条理化、规范化。

（一）正确识癌毒

1. 癌毒本质

笔者认为，癌毒首先具有“毒”的一般性质，即毒是机体日久蓄积形成的邪气。而癌毒又有其一些特性，它能导致恶性肿瘤的发生和发展，其毒力之大、破坏力之强远非一般之疫毒、热毒、湿毒、痰毒、瘀毒等可比。癌毒是促使所有恶性肿瘤发生的一种特异性致病因素。癌毒是近人提出的中医学概念，虽有诸多解释，但目前尚无标准的定义，笔者认为癌毒的本质是机体在内外多种因素作用下、在脏腑功能失调的基础上产生的能够导致肿瘤发生、发展的特异性病理产物和致病因子。

2. 癌毒特点

现代医学认为，恶性肿瘤具有失控性、浸润性、播散性等特点。要建立中医肿瘤学完整的辨证论治体系，归纳认识癌毒的致病特点是必要的。

（1）其性潜伏，经久成毒。癌毒的产生是内外因共同作用于人体的结果，其形成是一个长期积累的过程。且其性潜伏隐匿，不易早期发现，需经久蕴积，方显其形。

（2）黏附痰瘀，互相胶结。癌毒的量过多、势过强可以使气、血、津、液运行滞缓，津液停留而成痰浊，血行被遏而成瘀血，痰瘀互结，邪毒胶结，深入血络，凝聚成块，层层加固，难解难分，日积月累，形成癥瘕、肿块、结节等。同时痰湿、瘀血作为津液代谢的病理产物，郁久化腐，久则凝聚成毒，形成痰毒、瘀毒；痰凝湿阻，又为癌毒的增殖、恶变提供了适宜的环境，痰瘀毒相互交结，使癌病顽缠，反复难愈。

（3）其性猛烈，易耗正气。癌毒一旦形成，便会不断增殖，妨碍正气的充养，使人体处于高负荷状态，积久不消，成积、成肿，或软或硬；而正气抗癌力进一步削弱，癌毒的致病力进一步增强，以致出现临床症状与体征。癌毒掠夺水谷精微，失控性生长，致使机体消瘦，精神萎靡，体弱不支，正气难以制止癌毒的流窜，导致肿瘤的侵袭、浸润、转移；而癌毒愈深，愈销铄人体的精、血、津、液，终致肿瘤之残局难以收拾。

（4）其性顽固，缠绵难愈。一旦癌毒酿生疮积，即使经手术、化疗、放疗等积极治疗，仍难以尽除癌毒，或暂为潜伏而成伏邪，或因治疗过度正气更伤，毒邪更加肆虐，使病程趋长，病情缠绵，治疗难收速功，甚至顽恶难解。

（二）准确辨癌毒

1. 辨表里

一般来说，皮毛、肌肤和浅表的经络属表，脏腑、血脉、骨髓及体内经络属里。癌毒虽可因“四时八风”等六淫发病，但多“客于经络之中，为瘤痼病者也”，所以癌毒一旦形成已属于里证。

2. 辨寒热

癌毒寒热性质是毒邪和机体相互作用的结果。感受阳热毒邪（如风邪、热邪、火邪等）或寒毒久郁化热，或机体素属阳亢阴虚，脏腑阳气独亢，与邪相争或病久阴液亏损、机能活动亢进等都会致热毒证候，或为邪热瘀毒，或为痰湿久滞化热之毒，或为阴虚之热毒，或为肿瘤坏死感染之毒，常见发热（全身或肿瘤局部）、灼痛、口渴、便秘、苔黄、舌红绛、脉数等症状。而毒瘀互结、痰毒互结又可致郁热内生，因毒致虚，因虚致热，形成恶性循环。感受阴寒毒邪（如寒邪、湿邪）或机体素属阳虚阴盛，或久病阳气耗散殆尽、功能活动衰减等均会出现寒毒证候，如畏寒、形寒肢冷，口不渴或喜热饮，面色苍白，咳白色痰，腹痛喜暖，大便稀溏，小便清长，舌淡、苔白，脉沉迟等症状。

3. 辨虚实

对于癌毒的虚实，根据其形成过程，临床认识基本一致，即虚实夹杂之证，但在病程的不同阶段，虚实侧重有别。临床上常见的实性证候有高热、面红、疼痛剧烈而拒按、痰涎壅盛、瘀血肿块、舌苔厚腻、脉实有力等，虚性证候可因气血阴阳辨证和脏腑辨证的不同而不同。

4. 辨阴阳

癌毒虽虚实复杂难辨，但阴阳属性多鲜明易辨。阴证是体内阳气虚衰、阴偏盛的证候，多为年老体弱，或久病脏腑器官功能低下，机体反应衰减所致。临床上肿块坚硬，根脚漫肿，难消难溃，久则溃烂翻花而不易收口者，属于阴疽恶疮；同时阴毒证必见寒象，如身畏寒、不发热、肢冷、精神萎靡、隐隐作痛、脉沉无力或迟等。阳证是体内阳气亢盛、正气未衰的证候，多为新病、脏腑器官功能亢进所致。瘤形高肿，红肿热痛者属于阳毒；同时阳证必见热象，如身发热，甚则恶热，烦躁口渴，剧痛时作，脉数有力等。

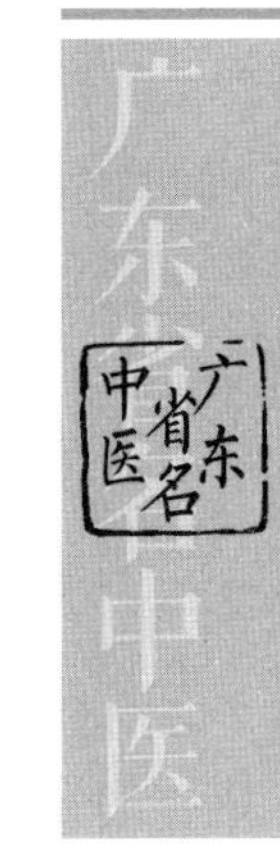

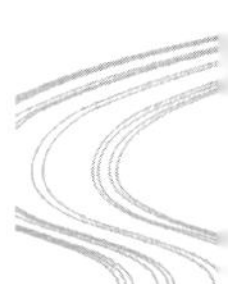

（三）多法疗癌毒

1. 杜绝生毒之源

（1）气血津液系统。气血津液系统不仅是肌体得以充养的基本结构，还是机体代谢排毒的重要途径。气血津液系统失调，则会形成痰湿血瘀，癌毒蕴积，毒存体内。所以针对气血津液的病机采取促动的措施（如理气、活血、化痰、燥湿等），对于防止癌毒的产生和蓄积有重要意义。

（2）脏腑系统。脏腑器官本身的功能正常且彼此之间的功能协调，是排出毒素的结构基础之一。任何脏器功能失职，都会造成毒素蓄积，久之则会恶变成癌。所以重视调节脏腑功能及其之间的相互协调，在肿瘤临床上至关重要。主要调节原则遵“实则泻之，虚则补之”的要求，在脏腑本身特性的基础上灵活应变，以期“五脏元真通畅，人即安和”。

2. 清除已生之毒

（1）以毒攻毒。癌毒深陷，非攻不克，因此，可选用一些有毒、峻猛的药物，以冀控制和祛尽毒邪，即所谓“以毒攻毒法”。如叶天士《临证指南医案》中治疗癥瘕、积聚，多用蜈蚣、全蝎、水蛭、壁虎等有毒动物药。又如陈实功《外科正宗》中同样使用了大量的剧毒中药治疗肿瘤，其代表方“蟾蜍丸”中便使用了轻粉、雄黄、蟾蜍等剧毒中药，而且该方以口服为主，方后注云：“真有回生之功，乃恶症中至宝丹也。”需要说明的是，癌毒多属于无形，易黏附痰瘀，所以攻毒时应注意化痰散瘀，根据辨证选用活血化瘀法、化痰散结法、软坚散结法，以祛有形之邪，使结毒无所依附而消散。

（2）清热解毒。部分肿瘤患者有局部肿块灼热疼痛、五心烦热、口渴尿赤、舌苔黄腻、脉数等毒热内蕴或邪热瘀毒之征象，故清热解毒法是中医治疗恶性肿瘤的基本法则之一。现代药理研究也证明，清热解毒方药具有直接抑制肿瘤细胞增殖、诱导细胞凋亡、调节和提高机体免疫水平、诱导分化与逆转、调控细胞信号通路及传导、抗突变、抑制血管生成、逆转多药耐药等广泛作用。

（3）温阳散毒。历代医家均重视寒邪之毒在癌肿的形成和发展中的作用，多以温阳散结、辛散温通之法祛除寒邪，使阳气来复，津液气血通行，则癥瘕可除。如《王旭高医案》提出："积聚之证，大抵寒多热少，虚多实少，桂枝、肉桂、吴茱萸为积聚之要药……盖气温则行，气寒则凝，运行其气，流通其血为治积第一法。"现代一些学者也认为，寒邪毒结为肿瘤最常见的证候类型，温阳法在临床上有较好的疗效。研究表明，温阳散结中药可有效抑制肿瘤微血管的形成，从而抑制肿瘤生长，改善荷瘤裸鼠的全身状况，增强裸鼠的抗病能力。

（4）养正除积。肿瘤组织细胞可快速恶性增生，剧烈消耗正气，而正邪势不两立，此消则彼长，所以扶正应贯穿癌毒治疗的全过程，以气血为纲、脏腑为目、脾肾为核心。癌毒的失控性生长、侵袭、浸润和转移，主要依赖人体的气血精微，所以重视调补气血在抗癌治疗中有重要意义。药理研究发现，八珍汤中大部分药物均可强化人体免疫功能，使干扰素诱生力显著增强，并有"升白细胞"功能，实已具有抗癌作用。脏腑是正气之本，养正应从脏腑入手；脾胃为后天之本，可运化水谷，化生精微，洒陈六腑，调和五脏。"胃气无损，诸可无虑"，"胃气一败，百药难施"。故癌毒的治疗必先察胃气，"调脾胃安五脏"；施法用药必顾胃气，"借胃气以行药"。肾为先天之本，内藏元阴元阳，为人体之根本，而且多数晚期肿瘤会伤及肾，所谓"五脏之病，穷必及肾"。所以调理脏腑，扶助正气，也应顾护肾的功能，以提高机体的抗毒解毒能力，抵制毒邪对人体的侵袭和损伤。同时，养正除积的治疗思想不单纯指扶助正气，也有在用药过程中应防止损伤正气的意义。

从癌毒论治恶性肿瘤历史久远，但其实质还有待深入探讨，相信在癌毒研究和治疗现有成果的鼓舞下，在不断总结经验的基础上，通过规范化、现代化、科学化的实验和临床研究，中医学癌毒理论将更加成熟，中医药在防治肿瘤中的地位也将得到进一步的提高。

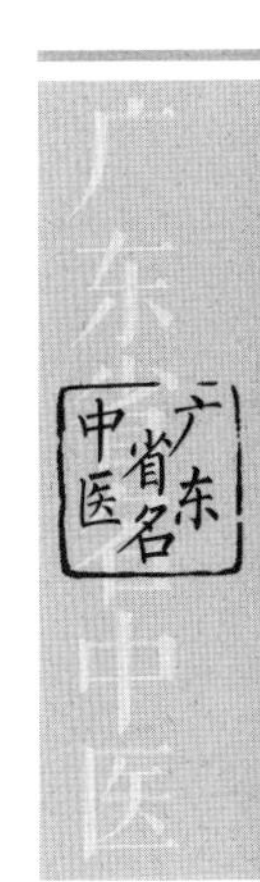

第三节 临床应用

一、益气温经养血活血方预防奥沙利铂神经毒性的临床研究

益气温经养血活血方为广州中医药大学第一临床医学院肿瘤治疗中心于2009年中标的广东省中医药管理局课题所创制剂。该方是由当归、桂枝、白芍、黄芪、通草、大枣、细辛、川芎、鸡血藤、全蝎、地龙、甘草等组成的中药复方汤剂，有益气温经、养血活血之功效。本研究旨在解决临床上应用奥沙利铂化疗时出现神经毒性的难题。奥沙利铂（oxaliplatin，OXA）作为突破性的、独特的第3代铂类抗癌药，对于胃肠道肿瘤疗效突出，和其他化疗药相比毒副反应较轻微，血液毒性和胃肠道毒性发生率低，但外周神经毒性尤其是慢性神经毒性的发生率可高达90%以上且持续时间长，这是其主要剂量限制性毒性[43-45]。发生率高、可逆但缺乏有效治疗方法等特点使预防OXA慢性神经毒性的重要性远胜于治疗，然而目前尚无预防OXA慢性神经毒性的理想药物。本研究通过对2009年5月至2012年6月住院治疗的35例行mFOLFOX6方案化疗的消化系统恶性肿瘤患者采用益气温经养血活血方结合应用还原型谷胱甘肽（reduced glutathione，GSH）预防OXA慢性神经毒性，并与35例仅用GSH进行预防的对照组做比较，取得了较为满意的结果。

（一）资料与方法

1. 诊断标准

消化系统恶性肿瘤的诊断参照《临床诊疗指南·肿瘤分册》中的诊断标准[46]。

2. 纳入标准与排除标准

（1）纳入标准：①经细胞病理学或组织病理学确诊为消化系统恶性肿瘤；②年龄为18～75岁；③既往未接受过化疗；④功能状态评分（PS）≤2分；⑤无明显化疗禁忌证；⑥预计生存期≥3个月，并能随访；⑦适合应用mFOLFOX6方案化疗；⑧无与本方案相冲突的其他严重疾病。

（2）排除标准：①不符合入选标准；②原有神经系统疾病者；③糖尿病患者；④认知能力丧失或精神异常患者；⑤正在接受其他可能引起神经毒性反应的药物治疗的患者；⑥肠梗阻或不完全性肠梗阻患者。

3. 一般资料

70例患者均为2009年5月至2012年6月在佛山市顺德区中医院肿瘤科住院的消化系统恶性肿瘤患者，主要为结直肠癌患者。按照就诊先后顺序，由SPSS 18.0产生随机数字表，将患者随机分为治疗组（35例）和对照组（35例），剔除完成化疗周期数小于4的患者9例。完成4周期化疗（OXA累积剂量340 mg/m^2）的患者61例，治疗组30例，对照组31例；完成8周期化疗（OXA累积剂量680 mg/m^2）的患者39例，治疗组22例，对照组17例；完成12周期化疗（OXA累积剂量1020 mg/m^2）的患者20例，治疗组11例，对照组9例。两组同期患者性别、年龄、肿瘤类型比较，差异均无统计学意义（$P>0.05$），见表1。

表1　两组患者临床资料比较

组别	时间点	例数	男/女	年龄（岁，$\bar{x}\pm s$）	结直肠癌/例	其他类型肿瘤类型/例
治疗组	4周期后	30	17/13	62.30±8.29	25	5
	8周期后	22	12/10	62.86±6.16	19	3
	12周期后	11	6/5	62.91±6.49	10	1
对照组	4周期后	31	21/10	60.00±8.88	20	11
	8周期后	17	12/5	59.12±8.56	14	3
	12周期后	9	6/3	57.56±7.40	8	1

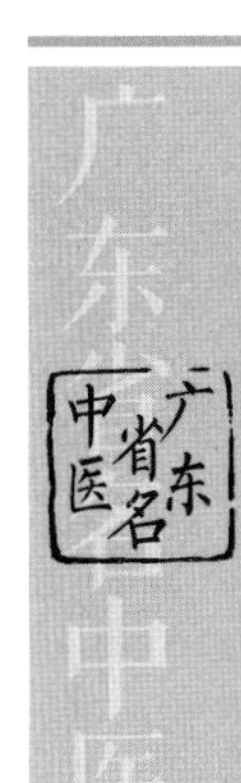

4. 治疗方法

治疗组和对照组均采用mFOLFOX6 2周方案进行化疗：OXA 85mg/m^2，静脉滴注3h，第1天；CF 400mg/m^2，静脉滴注2h，第1天；5-Fu 400 mg/m^2，静脉推注，第1天；5-Fu 2.4g/m^2，持续静脉滴注46h。每2周重复1次。两组患者均在每次使用OXA前1h予还原型谷胱甘肽1500mg/m^2，静脉滴注0.5h。化疗期间嘱患者不可用冰水漱口、进冷食或接触冷物。治疗组在每个化疗周期使用OXA前2天开始服益气温经养血活血方（由当归15g、桂枝10g、白芍15g、黄芪30g、通草5g、大枣10g、细辛3g、川芎15g、鸡血藤30g、全蝎5g、地龙15g、甘草10g组成，水煎400mL，分早晚空腹温服），每天1剂，连服5天。两组均不使用钙镁制剂及B族维生素制剂，并以相同标准处理毒性。Ⅲ～Ⅳ度毒性剂量调整，恢复到Ⅱ度以下后继续采用原方案，否则延迟用药；Ⅳ度非神经毒性，下周期所有化疗药物减量25%；Ⅲ度神经毒性，奥沙利铂减量25%；连续两次发生Ⅲ度神经毒性或Ⅳ度非神经毒性停止化疗。

5. 观察指标及方法

分别于患者完成4、8、12周期化疗（OXA累积剂量分别为340mg/m^2、680mg/m^2、1020mg/m^2）后1周由专人负责进行调查，并按照奥沙利铂研发机构Sanofi-synthelabo公司肿瘤中心建立的奥沙利铂专用神经毒性分级标准进行慢性神经毒性评定及分级。0级：感觉正常；Ⅰ级：有短时间的感觉症状；Ⅱ级：感觉症状在化疗周期之间持续存在；Ⅲ级：感觉症状导致了功能障碍。

6. 统计学方法

应用SPSS 18.0统计软件分析。计量资料以$\bar{x} \pm s$表示，组间比较采用成组设计的t检验，率的比较采用卡方检验，非正态分布数据结果采用秩和检验。$P<0.05$为差异有统计学意义。

（二）结果

两组各时间点慢性神经毒性比较如表2所示。与对照组同期比较，治疗组在第4、8、12周期后慢性神经毒性均较轻，差异均有统计学意义（第4周期后Z值为-3.069，P=0.002；第8周期后Z值为-2.856，P=0.012；第12周期后Z值为-2.271，P=0.046）。

表2 两组各时间点慢性神经毒性比较

组别	时间点	OXA累积剂量	例数	0级例数	Ⅰ级例数	Ⅱ级例数	Ⅲ级例数
治疗组	4周期后	340 mg/m^2	30	15*	14*	1*	0
	8周期后	680 mg/m^2	22	7△	13△	2△	0
	12周期后	1020 mg/m^2	11	0	8△	3△	0
对照组	4周期后	340mg/m^2	31	4	24	3	0
	8周期后	680mg/m^2	17	0	11	6	0
	12周期后	1020mg/m^2	9	0	2	6	1

注：与对照组同期比较，*$P<0.01$，△$P<0.05$。

（三）讨论

OXA抗癌谱广，是目前消化系统恶性肿瘤化疗的重要药物之一，在卵巢癌、淋巴瘤、非小细胞肺癌、头颈部肿瘤的治疗上也有良好效果，神经毒性是限制其剂量提高的主要因素[44-45]。OXA神经毒性包括急性神经毒性和慢性累积性神经毒性，前者多在6～8天内消失，后者呈剂量依赖性，主要表现为四肢远端深浅感觉的缺失、感觉性共济失调和功能减弱，发生率可高达98%[44]且持续时间较长，甚至贯穿整个治疗周期，常常影响患者的肢体功能和生活质量，严重时更可能使患者面临减量甚至停药的困境，对患者的心理、生理都可能产生严重影响，从而降低化疗耐受性、削弱化疗效果。积极防治OXA慢性神经毒性，对于提高应用OXA患者的化疗耐受性和依从性、提升化疗效果、提高患者生活质量有着非常积极的意义。目前OXA的慢性神经毒性发生后还缺乏有效的治疗方法和药物，加上其发生率，因此预防OXA慢性神经毒性的重要性远胜于治疗，而这也符合中医学“治未病”“未病先防”的核心理念。

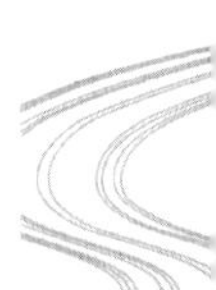

OXA慢性神经毒性的发生机制目前尚不明确，可能的机制包括铂本身蓄积造成神经元膜蓄积性损伤或由其代谢产物草酸（盐）引起神经元膜上钠离子通道变化[47-48]。针对OXA慢性神经毒性的可能机制，出现了一系列的防治方法，但到目前为止，效果都不尽如人意。一般方法包括宣教（告知患者在用药期间减少接触冷刺激）、延长滴注时间（2～6h）、“停止-继续战略（stop-go strategy）”[49]、改变药物配伍、延长给药间隔时间、减小药物剂量等，其中部分措施势必会降低OXA剂量强度，影响化疗效果，况且上述措施的预防效果也有限。GSH可阻止铂类化合物在脊髓背根中心神经元最初的蓄积[50]，可能是防治OXA慢性神经毒性的首选药物[51]。*JCO*杂志于2002年8月报道的一项随机双盲安慰剂对照临床试验结果表明，GSH具有明显的预防OXA慢性神经毒性的作用，且没有发现其有毒性或影响OXA的抗肿瘤活性，同时该研究结果也提示，即使预防性使用GSH，仍有相当一部分患者在应用OXA期间出现或轻或重的慢性神经毒性[52]。国内报道也显示了相似结果[53]。

现代医学与传统医学互相融合、渗透是当今医学发展的一大趋势，近年来国内中医药工作者对运用中医药防治神经毒性包括OXA所致的慢性神经毒性进行了一些有益的探索，显示出一定的效果，并揭示出部分机理[54-59]。本研究立足于防，贯彻中医“治未病”理念，从中西医结合方面着手，探索更大限度预防OXA慢性神经毒性的方案。

OXA慢性神经毒性以肢体肌肤麻木疼痛、遇冷加重，甚则肢体痿软失用为主要表现，属于中医学“血痹”“痹病”“痿病”“不仁”等范畴，按中医辨证，其总病机为阳虚血亏、气虚血瘀。气虚失运，血虚不荣，瘀血阻滞，故见肢体、指端、口周等处麻木，甚则肢体痿软失用，阳气不足，失于温煦，则以上证候遇冷加重。本研究根据上述总病机拟治以益气温经、养血活血之法，选用当归、桂枝、白芍、黄芪、通草、大枣、细辛、川芎、鸡血藤、全蝎、地龙、甘草等组成益气温经养血活血方，方中以当归、桂枝为君药，当归苦辛甘温，可补血和血止痛，桂枝辛甘温，可温经散寒通阳。黄芪、细辛、白芍、川芎合为臣药，黄芪合桂枝以益气通阳，取黄芪桂枝五物汤意，细辛与桂枝合用可除内外之寒，白芍、川芎合当归取四物汤意以补血虚。佐以通草通经脉，使阴血充、客寒除、阳气振、经脉通；鸡血藤补血行血，舒筋活络；全蝎、地龙通经活络。甘草、大枣之甘，可益气健脾，既助归、芍补血，又助桂、辛通阳，共为使药。全方合用，共奏益气温经、养血活血之功。

本研究结果显示，益气温经养血活血方与GSH联合应用较单纯应用GSH能更有效地减少OXA慢性神经毒性反应的发生，减轻OXA慢性神经毒性反应的严重程度。该方案简便、经济、安全，患者易于接受。本研究也存在一定的局限性，主要是样本量相对较小，下一步可开展更大样本量的随机对照研究，对该方进行进一步研究和推广，同时有必要进行相应动物实验研究以尽可能揭示其作用机理。

二、四子散热敷治疗轻中度癌痛的临床观察

临床上，四子散应用较为广泛，并取得了良好的临床疗效，获得患者肯定。在疗效确切的情况下，我们对四子散进行了多项临床研究，部分形成课题获得立项。如“四子散热罨包对预防PICC置管后机械性静脉炎的观察”是2010年中标的佛山市顺德区科技局课题。“四子散外敷腹部联合纳米穴位敷贴预防化疗毒副反应”是2010年参与评选的佛山市顺德区科技局课题。

四子散为本院制剂，由紫苏子、莱菔子、白芥子、吴茱萸组成，紫苏子有降气消痰、平喘润肠之作用，莱菔子有消食除胀、降气化痰之作用，白芥子有温肺豁痰利气、散结通络止痛之作用，吴茱萸有散寒止痛、降逆止呕、助阳止泻之作用。四子合用具有行气止痛之作用，我们在临床上将其用于治疗化疗引起的消化道反应如腹泻腹痛、腹胀呕吐，取得良好效果。另外，鉴于四子散在临床上应用广泛，且疗效显著，从2011年开始，我们应用四子散外敷治疗轻中度癌痛，取得良好效果，初步统计其疗效与世界卫生组织（WHO）推荐的三阶梯止痛治疗效果相当，两者差异无统计学意义，但四子散治疗癌痛具有价格便宜、应用方

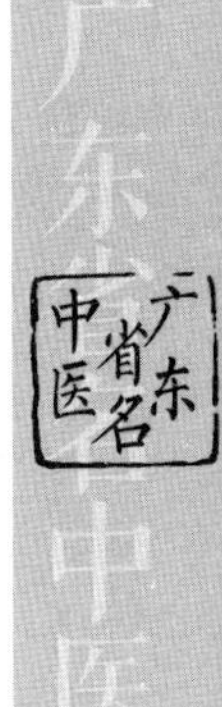

便、毒副反应少、患者易耐受等特点，深受患者欢迎。

（一）临床资料及方法

1. 临床资料

（1）一般资料。选取自2011年7月至2012年12月住院癌性疼痛患者60例，其中肺癌17例，鼻咽癌9例，大肠癌18例，胃癌10例，肝癌6例。治疗组男16例，女14例，年龄31～72岁，平均年龄51.6岁；对照组男18例，女12例，年龄33～73岁，平均年龄50.9岁。两组在性别、年龄、病种、疼痛程度方面无显著性差异（$P>0.05$）。两组患者疼痛程度分级及疼痛评分见表3。

表3　两组患者疼痛程度分级及疼痛评分

组别	疼痛程度Ⅰ级/例	疼痛程度Ⅱ级/例	$\bar{x}\pm s$
治疗组	15	15	3.53±0.56
对照组	16	14	3.49±0.48

注：P=0.45＞0.05，两组患者疼痛程度差异无统计学意义。

（2）纳入标准：①经病理学确诊的恶性肿瘤患者；②年龄为18～80岁；③PS≤2分；④预计生存期≥3个月；⑤疼痛部位为腹部、胸部及腰背部。

（3）排除标准：①不符合纳入标准；②认知能力丧失或者精神异常患者；③胃肠道梗阻患者；④对四子散皮肤过敏者；⑤非癌痛患者。

（4）观察指标：疼痛分级参照数字评估法[60]（NRS评分）；将一条10cm长的直线划分为10等份，从左到右依次标记为0、1、2、3、4、5、6、7、8、9、10，其中0代表无痛，1～3代表轻度疼痛，4～6代表中度疼痛，7～9代表重度疼痛，10代表能想象的最剧烈的疼痛，然后患者根据自己的疼痛体验在此直线上圈出最能代表自己疼痛程度的数字标记。

（5）观察时间：每天评估患者疼痛情况，如24～48h后疼痛仍无缓解，则进行下一阶梯的止痛治疗并继续每天评估患者疼痛情况。

（6）起效时间评估：每小时评价1次患者的疼痛情况，连续观察8h。

（7）生存质量评价：治疗3天后，根据KPS评分进行生存质量评价。治疗后较治疗前提高10分以上为提高，减少10分以上为降低，变化不足10分为稳定。

（8）不良反应：在治疗过程中观察患者皮肤过敏、便秘、恶心呕吐等不良反应的发生率。

（9）疗效标准：疼痛减轻的百分数=（A–B）/A×100%（A=用药前的NRS评分，B=用药后的NRS评分）。①临床治愈（CR）：（A–B）/A×100%＞75%；②显效（AR）：（A–B）/A×100%=50%～75%；③有效（PR）：（A–B）/A×100%=25%～50%；④无效（NR）：（A–B）/A×100%＜25%；⑤总有效率=（有效＋显效＋临床治愈）/n×100%。

2. 方法

（1）药物组成。紫苏子、莱菔子、吴茱萸、白芥子各70g，加粗盐250g炒后研成粉末，塑料袋分装后备用。

（2）治疗组四子散用法：药包剪开塑料外包装袋后装入专用棉布袋中，扎紧袋口，用微波炉中高火加热2～3min，使温度达到50～60℃成四子散热罨包。取出热罨包，抖动，使四子散热罨包内药物温度均衡，待温度下降至不烫手且患者能耐受时敷于疼痛部位，每天3次，每次20min，连续治疗3天。疼痛缓解者继续应用，无效者改用药物治疗。每天观察患者疼痛程度并观察不良反应。

（3）对照组治疗。轻度疼痛：给予布洛芬缓释胶囊0.3g，每天2次。中度疼痛：给予路盖克2片，每隔8h用药1次。24h后评估，如疼痛未控制，及时进行下一阶梯止痛治疗。

（4）统计方法：等级资料比较采用Ridit分析，计量资料比较采用t检验，$P<0.05$为差异有统计学意义。

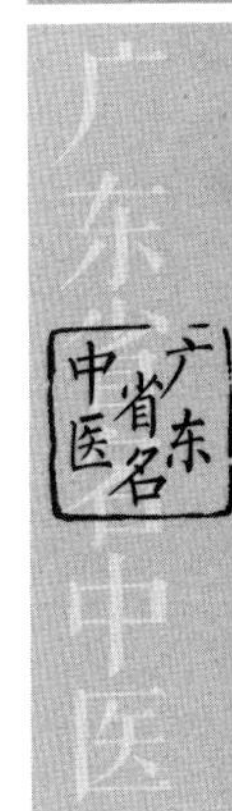

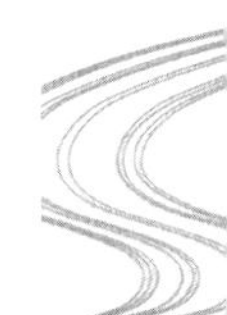

（二）结果

1．近期疗效比较

见表4。

表4　两组疼痛近期疗效比较（$\bar{x}\pm s$）

组别	治疗前	24h后
治疗组	3.53±0.56	1.35±0.32
对照组	3.49±0.48	2.86±0.37

注：$P<0.05$，两者差异有统计学意义。

表4显示，治疗组与对照组两者比较，治疗组的平均疼痛评分（NRS评分）明显下降，近期疗效更好。两者差异有统计学意义。

2．起效时间及疼痛控制后维持时间比较

见表5。

表5　两组疼痛起效时间及疼痛控制后维持时间比较（$\bar{x}\pm s$）

时间	治疗组	对照组
起效时间／h	1.2±0.3	2.1±0.5※
维持时间／h	124±10.6	70±8.9#

注：※$P<0.05$，两者差异有统计学意义。#$P<0.05$，两者差异有统计学意义。

表5提示，治疗组缓解疼痛的平均时间更短、止痛时间维持更久。

3．治疗后两组疗效比较

见表6。

表6　治疗后两组疗效比较

组别	例数	NR/例	PR/例	AR/例	CR/例	有效率/%
治疗组	30	2	7	9	12	93.33
对照组	30	5	9	7	9	83.33

注：$P>0.05$，两组差异无统计学意义。提示治疗组与对照组相比，两者疗效相当，但治疗组的有效率更高。

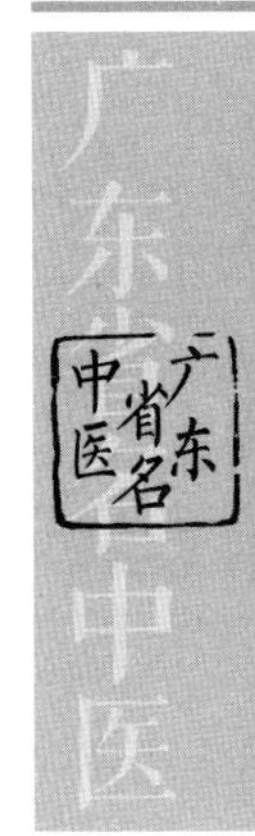

4. 生活质量比较

见表7。

表7 两组生活质量情况比较

组别	例数	提高/例	稳定/例	下降/例	治疗前KPS评分	治疗后KPS评分
治疗组	30	21	6	3	73.5 ± 5.62	86.3 ± 6.78
对照组	30	15	8	7	74.3 ± 5.47	83.5 ± 5.65

表7提示治疗前两组KPS评分差异无统计学意义，治疗后比较差异有统计学意义，治疗组治疗前后比较，$P < 0.05$，对照组治疗前后比较，$P < 0.05$，两组差异有统计学意义，表明四子散热敷及三阶梯止痛治疗均能显著提高患者生存质量。治疗组与对照组KPS评分比较，$P > 0.05$，差异无统计学意义。

5. 两者不良反应比较

治疗过程中观察患者皮肤过敏、便秘、恶心呕吐等不良反应的发生率。两组均未见明确皮肤反应。见表8。

表8 不良反应比较

组别	皮肤过敏/例	便秘/例（P_1）	恶心呕吐/例（P_2）
治疗组（共30例）	0	0	0
对照组（共30例）	0	6（20%）	5（16.6%）

两组t检验比较，$P_1 < 0.05$、$P_2 < 0.05$，两组差异有统计学意义，表明四子散热敷无明显不良反应。根据组方原理，四子散外敷腹部，还能有效促进胃肠蠕动，有预防便秘之作用，可谓一举两得。

（三）讨论

癌痛是晚期恶性肿瘤患者最常见的症状之一，亦是癌症患者最难忍受的症状之一，是影响患者生活质量的重要因素。虽然目前应用WHO大力推广的“三阶梯药物止痛法”控制癌痛，疗效比较确切，但长期使用镇痛剂毒副反应大，而且一阶梯治疗药物对胃肠损伤较大，长期服用易导致胃肠道疾患，有肝病、胃肠道溃疡等基础病的患者需慎用。二阶梯药物治疗也具有剂量限值效应，剂量用至峰值后，继续服药不仅无效，反而会增加不良反应。故寻求一种简单有效、不良反应轻的止痛途径十分必要而且有实际的临床意义。我们在临床上采用四子散外敷止痛，取得较好疗效。

中医外治法历史悠久，广泛应用于临床，药物经皮肤吸收，就近作用于患病局部，避免了口服经消化道吸收所遇到的多环节灭活作用，从某种意义上讲，提升了中药治疗效果。前贤认为“外治之理即内治之理，外治之药即内治之药，所异者法耳”。中药外用可使其药效直达病所，既体现了局部用药特色，又兼顾整体病机。

引起癌痛的原因很多，其病机以虚实分不外乎“不通”与“不荣”[61]。实痛与虚痛往往见于肿瘤发展过程中的不同阶段，中医认为气机郁滞在肿瘤的疼痛发病中具有重要的地位，正如《医醇剩义·诸痛》云：“人之一身，自顶至踵，俱有痛病。其始也，或因于风，或因于寒，或因于火，或因于气，病各不同，而其为气凝血滞则一也。”由此可见，气滞是导致癌痛的主要原因之一。全身辨证中，一般癌症早期、中期以实痛为主，晚期以虚痛为主，或虚实并见。但无论实痛抑或虚痛，在局部辨证治疗中，尤其是轻中度癌痛，笔者认为，气滞血瘀均为其主要病因。毒邪阻滞，气机不畅，可致气机阻滞而血停为瘀。故治法上，对于轻中度癌痛，予行气化瘀止痛为先。

四子散的成分为紫苏子、莱菔子、白芥子、吴茱萸、粗盐，4种中药均为种子或果实，故称四子。紫苏子性辛温，归肺、大肠经，为治肠燥便秘之良品；莱菔子外用透皮，能行气除胀，治气滞，使中药鼓动之力直达病所，与紫苏子共奏促进胃肠蠕动的效果[62]；白芥子辛散温通，可利气机，通经络；吴茱萸味辛而性大热，有温中下气、除湿解郁、开腠理、逐风寒之功。现代医学研究表明，吴茱萸具有镇痛、抗炎之功效。

食盐具有软坚散结、引药下行的作用。4种药物加粗盐，能温经、通络、止痛，共起调理气机、活血化瘀、温中行气、温经散寒、调和气血、通络止痛之作用。四子散热敷，药物加热后于患处来回运转或旋转，在热能消耗的过程中可加速局部血液循环，促进局部气滞血瘀的消散，从而缓解疼痛。

本研究提示：四子散热敷可有效地控制轻中度癌痛，与三阶梯治疗比较，两者疗效差异无统计学意义，而四子散有效率更高，起效更快，作用时间更长，并能显著提高患者生存质量，无明显不良反应，患者容易接受，值得推广。

三、中医药在癌症疼痛治疗中的作用

癌症疼痛（简称癌痛）的发生率高，在癌症确诊时和癌症中期，30%~40%的患者有中到重度的疼痛，接受抗癌治疗的成人和儿童患者中的50%有不同程度的疼痛，晚期癌症患者中60%~90%有疼痛[63-64]。联合应用中医药镇痛治疗是我国癌痛治疗的一大特色，研究和探讨如何在规范化推广实施“三阶梯药物止痛法”及美国国家癌症综合网络（NCCN）成人癌痛治疗指南的基础上，科学合理地联合应用中医药进行镇痛治疗，以期最大限度地缓解临床癌痛是当代中医药肿瘤临床工作者的重要课题之一。当前国内部分医院借鉴国际疼痛管理先进经验，建立“无痛病房”。我们除了遵循规范化的疼痛处理流程外，还非常注重发挥中医药的特色和优势，通过运用中药内服、外用以及针灸、穴位敷贴等方法尽可能地提高癌痛控制率，改善患者的生存质量[65-66]。通过多年的实践和经验总结，参考以往中医药工作者的临床实践和研究，笔者认为中医药在癌痛治疗中的作用和地位具体可表现在以下几个方面。

（一）辨证论治，提倡个体化治疗，丰富三阶梯癌痛治疗的内容

中医药治病一向讲求“同病异治”“异病同治”，现代医学在肿瘤治

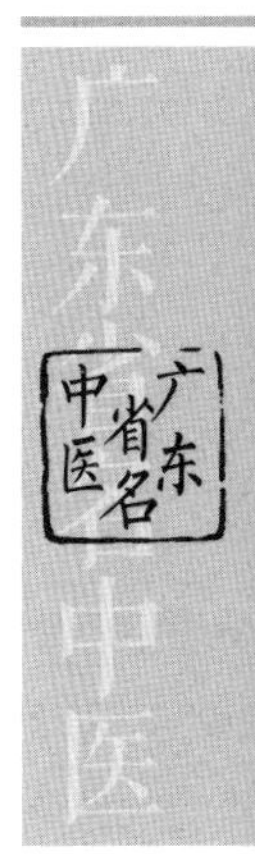

疗领域也越来越认识到传统循证医学的固有缺陷，从而提倡在遵循循证医学证据的基础上，重视个体化治疗。中医对癌痛病机的认识，不外标本缓急、正虚邪实。正虚表现为气、血、阴、阳亏虚，不荣则痛；邪实则多为气滞、血瘀、痰湿、热毒、寒凝等阻滞经络，不通则痛。多数学者[67]认为，早、中期癌痛以实痛为主，晚期以虚痛为主，或虚实并见，中医治疗癌痛应遵循谨守病机、标本兼治、攻补兼施的原则，辨证应用中药汤剂、中成药或经过临床检验有效的单方药，通过扶正祛邪，调理人体阴阳脏腑经络气血，达到治疗目的。对应“三阶梯药物止痛法”中的第一、第二阶梯（非吗啡类药物）癌痛治疗阶段，患者癌痛程度较轻，特别是部分患者对止痛药物包括非甾体抗炎药及弱阿片类药物的心理顾虑大或者耐受性差，单用或联合应用中医药治疗可获效或增效。而对于第三阶梯（吗啡类药物）癌痛治疗阶段，中医药的作用则可能主要表现在提高痛阈、增效以减少吗啡类药物用量，以及减低机体对不良刺激的反应程度、改变精神内环境从而延缓或减轻疼痛的发生，提高生存质量，延长生存期等。联合中医药治疗癌痛具有以下优点：①无成瘾性和毒副反应，使用安全，可长期使用；②药物作用维持时间较长；③与病因病机相联系，与辨证施治相结合，除可直接止痛外，还具有调节机体免疫功能和抑制肿瘤细胞的作用。

（二）从整体观念出发，采用内病外治方法，丰富癌痛的治疗方法和手段

中药外治为体表直接给药，经皮肤或黏膜表面吸收后，药力直达病所，止痛迅速有效，且可避免口服经消化道吸收所遇到的多环节灭活作用及一些药物内服带来的某些毒副作用。大部分中医药外治法的理论基础为中医经络学说，立足整体观念，内病外治，即通过体表穴位用药（包括散剂、膏药、中药药液及磁贴等），起到疏通经脉、调和气血、平衡阴阳、通络止痛的作用。长期的中医药临床实践总结出多种外治方法，如鼻嗅法、熏洗法、灌肠法、喷雾法等，大大丰富了癌痛的治疗方

法和手段。“外治之理，即内治之理”，中药外用源远流长，是治疗癌痛的独特疗法。特别是晚期癌症患者正气已虚，不耐攻伐，脾胃吸收功能减弱，单靠内服药效果不佳，中药外治更具优势。尤其是穴位外敷，药物可渗透入里，经经络直达病所而发挥止痛效果，值得重视，如果应用得当，有时确能收到奇效[68]。

（三）减轻镇痛药物尤其是阿片类镇痛药的毒副作用

“三阶梯药物止痛法”方案镇痛效果确切，但无论是非甾体抗炎药、弱阿片类药物还是强阿片类药物均表现出一定的毒副作用，这大大增加了癌痛患者的心理负担，影响了患者的用药依从性。特别是强阿片类止痛药如代表药吗啡，止痛效果无“天花板效应”，而其毒副作用——便秘、恶心、呕吐、头晕、尿潴留、呼吸抑制等多数是有剂量依赖性和时间依赖性的。一般认为毒副作用不应该成为拒绝吗啡的理由，吗啡仍是最重要的阿片类药物。吗啡的毒副作用中，呼吸抑制的耐受是短期而完全的，恶心、呕吐、头晕、尿潴留等也多数能在3～7天内产生耐受性，而便秘则几乎不产生耐受性。中药番泻叶以其经济、简便、通便效果确切等优点，成为肿瘤业界开具吗啡类镇痛药处方时应用最广泛的通便药之一，大黄、承气汤、麻子仁丸等中药或中成药也具有类似的效果。在临床上偶尔会遇到因长期大剂量使用阿片类药物导致肠梗阻的患者，予大承气汤为主的中药汤剂保留灌肠常能收到意想不到的效果。现代医学认为阿片类药物所导致的恶心、呕吐、头晕等属于中枢毒副作用，可采用吩噻嗪类、丁酰苯类、苯甲酰胺类、抗胆碱类、激素类、抗组胺药、5-HT3受体拮抗剂等药物进行预防和治疗，且以预防为主。但即使积极预防和治疗，仍然有部分患者似乎并不能完全耐受阿片类药物的毒副作用，尤其在用药初期，这些毒副作用会严重影响患者的依从性。临床上因为无法耐受上述毒副作用而坚决拒绝使用阿片类药物的病例并不少见，况且以上所列的大部分防治药物自身的毒副作用也较大，更加影响了患者的用药依从性。中医药防治化疗所致的恶心、呕吐等毒副作用已

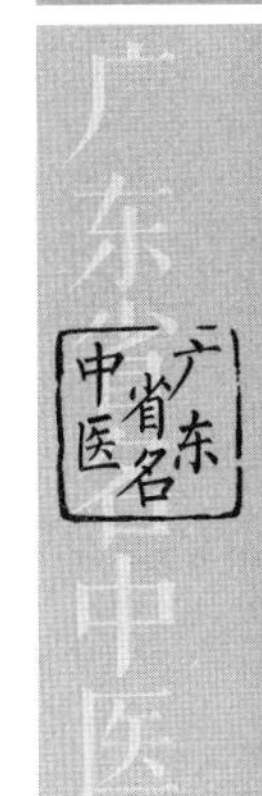

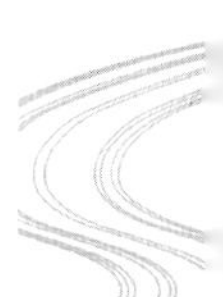

有相当多的研究并且取得了一定进展，科学地借鉴这方面的经验，防治阿片类药物毒副作用也一定能取得满意效果。2010年10月30日在北京召开的“2010 NCCN教育研讨会暨NCCN成人癌痛临床实践指南中国版修订会”上，中国专家组指出，我国的中医药在控制阿片类药物不良反应方面颇有成效，建议作为中国版指南中处理阿片类药物不良反应的选择之一，这点得到了NCCN成人癌痛指南专家组组长Robert A. Swarm教授的认同。

（四）改善和减轻阿片类药物的耐受性和依赖性

近一个世纪以来，阿片类镇痛药物经历了广泛无节制使用（“痛就用阿片”）的高峰和极其严格限制使用而使众多患者不得不面对镇痛不足的尴尬境地（“谈阿片变色”）的低谷。前者是因为仅看到了阿片类药物良好的镇痛效果而忽视了其难以克服的不良反应，如成瘾性、耐受性及新近受重视的阿片类药物引起的痛觉过敏等，而后者又有矫枉过正之嫌。阿片类药物长期应用后会出现耐受性及生理依赖性，仅有极少的癌症患者表现出以成瘾为特征的精神依赖性，用药2周后在突然停药或者同时用纳洛酮时即出现生理依赖性，表现为戒断综合征。目前强调肿瘤临床医生不应对阿片类药物的耐受性和药物依赖性产生顾虑，而剥夺癌痛患者对阿片类药物镇痛的需要。伴随着对阿片类药物药理作用及毒副作用（尤其是阿片受体）的深入研究，目前的观点认为对于阿片类药物有节制地增加使用是大势所趋。证据表明，出于医疗目的的阿片类药物使用的增加并未增加药物滥用的比例。同时，优良的效价比（成本意识）也是临床需要考虑的问题，阿片类药物的应用并无“天花板效应”，但一味地增加剂量也势必造成患者较大的心理顾虑和经济负担，这一点在我国尤其值得注意和重视。近年来，广大中医药工作者对吗啡依赖进行了大量的动物实验研究并取得很大进展。探索如何将这些实验研究成果应用到临床中，运用中医药来改善和减轻阿片类药物的耐受性和依赖性对于我国这样一个“癌症大国”来说具有巨大的社会效益和经济效益[69-70]。

（五）发挥中医药传统优势，积极治疗癌症神经病理性疼痛

神经病理性疼痛指外周或中枢神经系统的直接损伤及功能紊乱引起的疼痛，一般止痛药物无效，阿片类药物效果也并不理想。现代医学针对癌症所致神经病理性疼痛通常的做法是应用或联合应用抗抑郁药、抗惊厥药等，临床使用较多的有卡马西平、加巴喷丁等药物，但上述两种药尤其是卡马西平自身毒副作用较大，患者常常因其毒副作用而终止服用。中药、针灸等在治疗带状疱疹后遗神经痛、三叉神经痛、坐骨神经痛、枕大神经痛、神经性头痛等方面具有传统的优势，如何借鉴其成功经验用于治疗肿瘤所致的神经病理性疼痛，避免或减少使用毒副作用较大的卡马西平、加巴喷丁等药物，并同时避免针灸等有创性操作带来的肿瘤针道种植和转移扩散，值得进一步研究和探索[71]。

（六）重视姑息治疗，提高癌痛患者生活质量

近些年，癌症患者的生活质量在癌症治疗中越来越受到重视，改善患者生活质量已成为肿瘤临床治疗的终极目标之一。现代的姑息治疗概念是广义的姑息治疗，主张改善生活质量比延长生存期更重要，力求通过综合医疗手段为患者提供最大的舒适度，其中，中医药治疗扮演了不可或缺的角色[72]。大量的临床和实验研究已经显示，中医药治疗癌症并不一定能表现为瘤体的明显缩小，但能使癌症患者症状减轻、体质改善；或通过稳定瘤体、缓解症状使癌症患者较长期地带瘤生存，这相当符合现代姑息治疗的理念。癌痛的良好控制本身就是提高癌症患者生活质量的重要方面，同时癌痛患者特别是中晚期癌痛患者同样面临癌痛综合征和原发肿瘤引起的各种非疼痛症状的困扰，也同样面临癌痛和原发肿瘤导致的体质和免疫力下降，这都给中医药治疗留下了非常广阔的空间。有鉴于此，在中国版NCCN指南中，一些支持治疗中加入了中医药治疗的内容，使之更加符合中国国情。

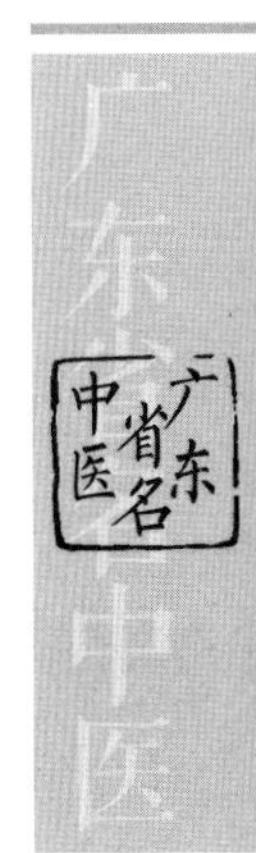

中医药治疗癌痛是一个既古老又年轻的课题，目前还缺乏比较系统的研究和具体实施方案或指南，但在长期的临床实践中我们感觉到中医药

在癌痛辅助治疗中的效果还是值得肯定的，其治疗是多靶点、多方位、多途径的。同时，我们也必须清醒地认识到中医药治疗癌痛在止痛效果上还不同程度地存在着镇痛不全等弊端，在当前肿瘤临床中，提高癌痛控制率的前提和关键仍在于规范化推广实施WHO“三阶梯药物止痛法”及NCCN成人癌痛治疗指南。而对“三阶梯药物止痛法”及NCCN成人癌痛治疗指南局限性的认识也使我们越来越重视阿片类药物的不良反应及癌痛的个体化治疗，因此我们积极倡导联合镇痛和多模式镇痛等现代癌痛治疗新观念，其中，作为辅助用药或补充性治疗，中医药或可起到一定作用并占一定地位。

四、如意金黄散封包治疗鼻咽癌放射性鼻病的疗效观察

放疗是控制鼻咽癌原发灶的主要手段，对鼻咽靶区常规照射野——面颈联合野或耳前野进行放疗可照射到鼻腔和鼻窦，故放射性鼻病在所难免，虽然它不是一种严重疾病，但却严重影响患者的生活质量和治疗后的康复。而采用如意金黄散封包治疗放射性鼻病，可取得较为满意的效果。

（一）资料与方法

1. 一般资料

选择2016年1月至2018年1月接受放疗后复查合并放射性鼻病的鼻咽癌患者96例。按照就诊先后顺序，由SPSS 20.0产生随机数字表，由此将患者随机分为治疗组（48例）和对照组（48例）。对照组：男32例，女16例，年龄为（51±10）岁。治疗组：男35例，女13例，年龄为（53±12）岁。两组患者性别、年龄无显著性差异。

（1）纳入标准：①所有病例为经病理学确诊为鼻咽癌、接受放疗后的复查患者；②症状、体征、鼻内镜、鼻窦CT检查确诊为放射性鼻病；③患者愿意接受本方案治疗，能按医嘱坚持用药，依从性好。

（2）排除标准：①不符合纳入标准；②对如意金黄散过敏者；③合并严重的心脑血管疾病，全身情况差，或有精神障碍等疾病者；④依从性差者。

2. 治疗方法

治疗组患者接受中药封包治疗：将如意金黄散用水调成膏状，制成中药封包，敷于患者的前额、鼻梁、上颌窦处，压紧药物，胶布固定，松紧适宜，敷药2h，每天1次，共2周。两组患者均给予鼻咽冲洗：用瑞福五官科清洗器，选择其中的鼻咽雾化冲洗功能，指导患者完全按照说明书操作，冲洗液用生理盐水100mL＋维生素B_{12} 2500μg，每天1次，共2周。

3. 疗效评价

参照国家中医药管理局1994年6月28日颁布的《中医病症诊断疗效标准》中的鼻渊疗效评定标准。①治愈：症状消失，鼻窦影像学检查无异常；②有效：症状明显改善，鼻腔黏膜充血、肿胀体征及鼻窦影像学特征明显减轻；③无效：症状、体征及鼻窦影像学前后变化不明显。

4. 统计学方法

应用SPSS 20.0统计软件包进行资料的统计分析，相应指标以$\bar{x} \pm s$表示，组间比较采用成组设计的t检验，率的比较采用卡方检验，非正态分布数据结果采用秩和检验。$P < 0.05$表示差异具有统计学意义。

（二）结果

本研究所有患者均完成治疗，治疗组治愈率、有效率、总有效率均高于对照组，两组比较，差异有统计学意义（P分别为0.010、0.035、0.016）。见表9。

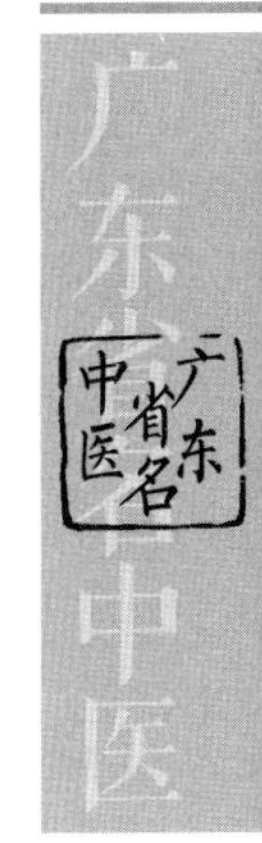

表9　两组患者疗效比较［n（%）］

组别	例数	治愈例数	有效例数	无效例数	总有效例数
治疗组	48	9（18.8）	35（72.9）	4（8.3）	44（91.7）
对照组	48	3（6.3）	26（54.2）	19（39.5）	29（60.5）

（三）讨论

鼻咽癌放疗后出现放射性鼻病的比例较高，临床报道其发生率为82.8%～93.2%[73-74]。放疗结束后的一年半放射性鼻病的发病率为89%，放疗后5～10年的患者其患病率仍高达76.9%[74]。因此，放射性鼻病是一个连续而持久的过程，临床常常表现为长期鼻塞、流脓涕、嗅觉减退、头昏头痛等，严重影响患者的正常生活。

我们认为放射线属中医火邪范畴，因此放射性鼻病的病因为“火邪”“热毒”。火热毒邪蒸灼鼻窦，炼液为痰，日久阻滞血行，形成瘀血，热、痰、瘀互结，停聚鼻内，鼻窍阻碍不通，因此出现不同程度的鼻塞、流脓涕、口鼻秽臭、头痛，甚至鼻出血。其防治应采用清热解毒、排浊通窍法。我们既往的研究[13-14]证实，该法能够减轻放射性鼻窦炎的症状，减少放射性鼻窦炎的发生。而中医外治法在预防药物反应方面独具特色，其药效可直达病所，既体现了局部用药特色，又兼顾了整体病机。前贤认为“外治之理即内治之理，外治之药即内治之药，所异者法耳”，且口服剂型用于放疗期肿瘤患者有一定不便之处，外用药避免了部分中草药对口腔黏膜的刺激。

如意金黄散出自中医典籍《医宗金鉴》，最早记载于明代陈实功[75]的《外科正宗》，由黄柏、姜黄、白芷、天花粉、大黄、陈皮、厚朴、苍术、天南星、甘草等10味中药组成。其主要功效为清热解毒，消肿止痛。方中黄柏清热燥湿、泻火解毒，姜黄活血散瘀、消肿止痛，二者共为君药。白芷、天花粉燥湿消肿、排脓解毒为臣药。大黄清热解毒、凉血祛瘀、陈皮、厚朴燥湿化痰、行涩消肿，苍术燥湿辟秽，天南星燥湿化痰、散结消肿止痛，共为使药。诸药合用，共奏清热解毒、化浊通窍之功。现代药理实验研究证明[76-78]，如意金黄散在局部能减少血管通透性、消肿抗炎，还能激活全身的巨噬细胞，起到调整机体、增强机体抗病能力的作用。方中黄柏、姜黄[79-80]有抗菌、抗炎、促进免疫功能的作用。白芷[81]具有通窍止痛、消肿排脓的作用。我们使用如意金黄散中药封包外敷于鼻咽癌患者的前额、鼻梁、上颌窦处干预放射性鼻窦炎，在临床上初步观察近100例病例获得较满意的疗效。其覆盖范围内有印堂、山根、迎香穴，其中印堂近鼻根，为督脉之穴，为宣通鼻窍之要穴。山根位于两目内眦间的鼻梁位置，该穴下面是鼻咽腔，而鼻咽腔与上颌窦、筛窦、蝶窦有着直接或间接的联系，故山根是连接一腔四窦的重要枢纽。迎香穴为手阳明大肠经止穴，也是手阳明大肠经与足阳明胃经交会之穴，上夹鼻孔。《针灸甲乙经》载："鼻鼽不利，窒洞气塞，㖞僻多涕，鼽衄有痈，迎香主之。"

本研究结果表明，采用如意金黄散封包外治放射性鼻病，临床疗效明显好于单纯鼻咽冲洗，治愈率达18.8%，有效率达91.7%，显著高于对照组的6.3%和60.5%，*P*均小于0.05。经过治疗，放射性鼻病的患者病情得到了及时控制，阻断了其向慢性鼻窦炎的转化。患者的生存质量得以改善，保障了放疗的顺利完成，有助于提高鼻咽癌的治疗有效率。治疗有效的原因主要在于如意金黄散具有清热解毒、化痰散瘀的作用，而中医外治法可使其药效直达病所。该方法简便、经济，患者易于接受，值得临床推广应用。

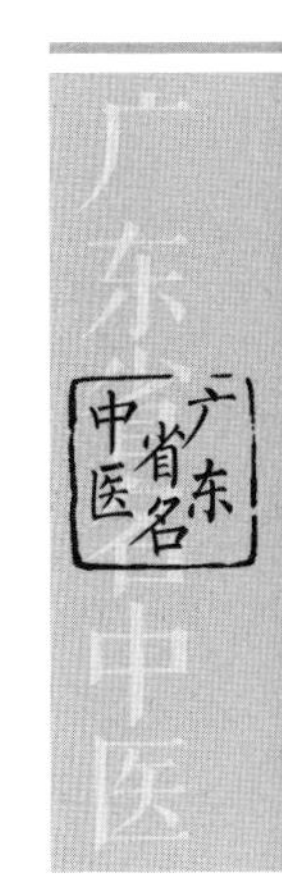

五、苍耳子散加味预防放射性鼻窦炎

鼻咽癌是头颈部常见的恶性肿瘤之一，放疗仍是控制鼻咽癌原发灶的主要手段。而放射性鼻窦炎是鼻咽癌放疗的常见并发症之一，目前尚无预防放射性鼻窦炎的理想药物。本研究采用苍耳子散加味防治放射性鼻窦炎，取得了较为满意的效果。

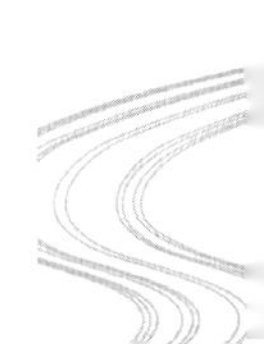

（一）资料与方法

1. 一般资料

选择2011年5月至2013年6月住院治疗的鼻咽癌患者70例，按照就诊先后顺序，由SPSS 18.0统计软件包产生随机数字表，由此将患者随机分为对照组和实验组，每组35例。对照组：男21例，女14例。年龄为（58±10）岁，最大年龄为70岁，最小年龄为36岁。病情分期：Ⅰ期2例，Ⅱ期18例，Ⅲ期12例，Ⅳ期3例。实验组：男23例，女12例；年龄为（56±12）岁，最大年龄为69岁，最小年龄为38岁；病情分期：Ⅰ期3例，Ⅱ期16例，Ⅲ期14例，Ⅳ期2例。两组患者性别、年龄、病情分期无显著性差异。

2. 诊断标准

符合中华人民共和国原卫生部医政司编写的《中国常见恶性肿瘤诊治规范》中鼻咽癌的诊断标准[82]。

3. 纳入标准与排除标准

（1）纳入标准：①经病理学确诊为鼻咽癌；②估计生存时间超过3个月；③一般情况PS≤2分；④年龄18～70岁；⑤各项检查指标符合放疗适应证；⑥愿意接受本方案治疗，能按医嘱坚持服药，依从性好。

（2）排除标准：①无明确的肿瘤病灶（包括可测量和不可测量的）；②不符合纳入标准；③合并严重的心脑血管疾病，全身情况差，或精神障碍等疾病；④依从性差。

4. 治疗方法

两组均行放疗及鼻腔冲洗。鼻咽癌放疗：原发灶肿瘤均采用6mV X线照射，常规分割，用适形挡铅技术同中心照射，颈部采用X线和电子线照射，原发灶和颈淋巴结转移灶的剂量为70～74 Gy/35～37F，颈部预防剂量为50 Gy/25F。自放疗开始至结束，全程给予鼻咽冲洗：用瑞福五官科清洗器，选择其中的鼻咽雾化冲洗功能，指导患者完全按照说明书操作，冲洗液用生理盐水100mL+维生素B_{12} 2500μg，每天1次。实验组从放疗第1天开始给予苍耳子散加味汤剂（苍耳子10g，辛夷15g，白芷15g，薄荷10g，黄芩15g，葛根15g，连翘15g，甘草6g）口服，每天1剂，水煎400mL，早晚分服，至放疗结束。

5. 观察方法

各组患者从入院第1天起进行主观症状评价，行鼻内镜检查、鼻窦CT检查。治疗开始后主观症状每周评价1次，鼻内镜、鼻窦CT每3周检查1次，放疗结束后1个月、3个月、6个月、12个月分别记录症状、复查鼻内镜及鼻窦CT。

6. 评价方法

采用慢性鼻-鼻窦炎诊断和治疗指南（2008，南昌）标准[83]。主观症状评价按照视觉模拟量表（visual analogue scale，VAS）将病情分为：轻度0~3，中度3~7，重度7~10。鼻内镜量化评价采用Lund-Mackay内镜黏膜形态评分系统，鼻窦CT扫描结果量化评价采用Lund-Mackay鼻窦CT扫描病变范围评分系统。

7. 统计学处理

根据各指标的性质，采用SPSS建立数据库，应用SPSS 18.0统计软件包进行资料的统计分析，计量资料以$\bar{x} \pm s$表示，组间比较采用成组设计的t检验，率的比较采用卡方检验，非正态分布数据结果采用秩和检验。$P<0.05$表示差异具有统计学意义。

（二）结果

（1）两组主观症状评分比较：实验组在放疗结束后1个月、3个月、6个月、12个月每个时间点放射性鼻窦炎症状均较轻，差异有统计学意

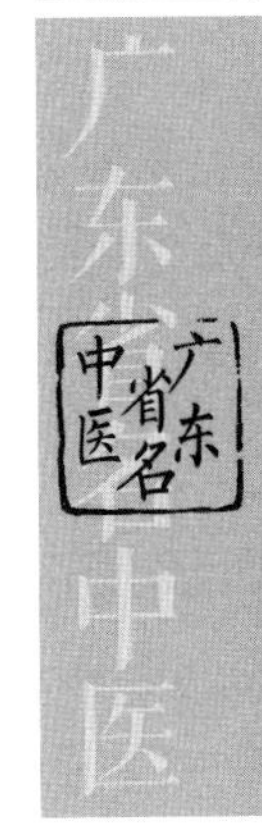

义。见表10。

表10　两组各时间点放射性鼻窦炎主观症状评分比较

组别	时间点	例数	轻度/例	中度/例	重度/例
实验组	1个月	12	10*	2	0
	3个月	18	15	3	0*
	6个月	24	19	5	0**
	12个月	30	21**	6**	3**
对照组	1个月	18	17	1	0
	3个月	20	12	6	2
	6个月	29	12	7	10
	12个月	32	2	16	14

注：与对照组同期比较 $^{*}P<0.01$，$^{**}P<0.05$。

（2）两组在放疗结束后1个月、3个月、6个月、12个月，鼻内镜量化评分比较，实验组在后两个时间点评分低于对照组，差异具有统计学意义；鼻窦CT量化评分比较，实验组在后3个时间点评分低于对照组，差异具有统计学意义。见表11。

表11　两组放射性鼻窦炎鼻内镜、鼻窦CT量化评价比较（$\bar{x}\pm s$，分）

组别	鼻内镜评分				鼻窦CT评分			
	1个月	3个月	6个月	12个月	1个月	3个月	6个月	12个月
实验组	1.32 ± 1.51	5.83 ± 2.01	9.05 ± 2.73	10.65 ± 6.46	2.15 ± 1.54	9.86 ± 2.75	13.48 ± 8.59	18.75 ± 5.30
对照组	1.49 ± 1.32	6.35 ± 2.13	11.61 ± 2.40	14.17 ± 7.81	3.13 ± 1.27	11.50 ± 2.30	16.81 ± 5.60	21.50 ± 5.84
t	2.165	2.938	8.600	8.980	2.175	8.998	5.789	7.130
P	0.095	0.067	0.046	0.006	0.075	0.048	0.012	0.002

（三）讨论

我们认为放射性鼻窦炎的病因为“火邪”“热毒”，病机为热盛津伤，属于中医“鼻渊”等范畴，防治应采用宣肺通窍、清热生津法，选方苍耳子散加味。方中苍耳子、辛夷宣肺通窍为君药，苍耳子辛苦温，归肺经，具有疏风解表、通窍止痛之功，辛夷辛温，归肺经，可祛风寒、通鼻窍。白芷、薄荷为臣药，白芷祛风散寒、通窍止痛、祛痰排脓，善治太阳经头痛，薄荷辛凉，其性轻扬上浮，上行疏散风热、清利头目。佐以黄芩、连翘清肺泻火，燥湿解毒，并可佐制苍耳子、辛夷、白芷辛温之性。葛根甘凉，清热生津。甘草调和诸药，为使药。

由于放射性鼻窦炎的发生率较高，可造成患者长期鼻塞、流脓涕、嗅觉减退、头昏头痛等，严重影响患者的正常生活，因此应给予高度重视。临床报道其发生率为82.8%～93.2%[84]。本次实验结果显示，实验组在放疗结束后1～12个月，放射性鼻窦炎的发生率由34.3%上升至85.7%，对照组则由51.4%上升至91.4%，与文献报道相似。从放疗后鼻窦炎的发生时间来看，鼻窦炎发生率在放疗后的2～6个月开始逐渐增高，这需要我们注意观察病情变化，并进行积极的预防和治疗。

中医药治疗不仅能降低放射性鼻窦炎的发生率，而且可以减轻其严重程度，宋培荣等[85]将195例首次接受治疗的鼻咽癌患者随机分为治疗组（放疗＋中医药治疗，n=106）与对照组（单纯放疗，n=89）。比较放疗前后鼻病的种类和发病率，以及两组鼻黏膜急性放射性反应的程度和积分，观察患者在急性放射反应期鼻黏膜的反应变化规律。结果显示放疗后鼻病发病率显著升高；治疗组慢性鼻窦炎、放射性鼻炎、药物性鼻炎、鼻粘连和后鼻孔闭锁的发病率低于对照组，治疗组鼻黏膜急性放射反应程度较对照组明显减轻。治疗组鼻黏膜的急性放射反应的积分均低于对照组，治疗组各周鼻黏膜的放射反应积分低于对照组。因此作者认为中医药辨证治疗可减轻鼻咽癌患者放射性鼻炎的症状并能够降低放射性鼻病的发病率。本研究从放射性鼻窦炎严重程度方面进行比较，两组轻度放射线鼻窦炎发生率相当，但实验组中，重度放射性鼻窦炎的发生率明显低于对照组。本研究还进一步从鼻内镜、鼻窦CT评分两个方面进行客观量化评价，结果显示实验组放射性鼻窦炎鼻内镜、鼻窦CT评分均低于对照组，且观察的时间越久，差异越具有统计学意义，这说明苍耳

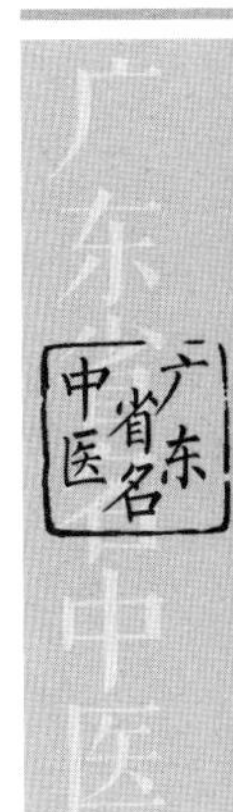

子散加味能够减轻放射性鼻窦炎的症状，减少放射性鼻窦炎的发生。该结果与以往文献报道[83-91]相似。

本研究从放射性鼻窦炎的病因病机出发确立治疗原则，着眼于未病先防，致力于早期病变证型及预防方法的探讨。本治疗方案简便、经济，患者易于接受。虽然本研究取得了较好的实验结果，但亦存在一定局限性，比如样本量相对较小、观察时间不够长等。以后可开展更大样本的随机对照临床研究及相关的实验研究工作，以尽可能揭示其相关治疗机制。

六、增液解毒冲剂干预放射性肺损伤及血清TGF－β_1水平检测

放射性肺损伤是胸部肿瘤放射治疗中最常见的并发症，会影响患者的生存质量，甚至导致放疗不能顺利进行，故其早期预防显得尤为重要[92]。本研究采用增液解毒冲剂防治放射性肺损伤，取得一定疗效。

（一）资料与方法

1. 病例选择

纳入标准：①符合中华人民共和国原卫生部医政司编写的《中国常见恶性肿瘤诊治规范》[82]中肺癌、食管癌的诊断标准；②估计生存期超过3个月；③一般状况PS≤2分；④年龄18～60岁；⑤各项检查指标符合放疗适应证；⑥停止放化疗＞1个月；⑦患者愿意接受本方案治疗，能按医嘱坚持服药，依从性好。

排除标准：①无明确的肿瘤病灶（包括可测量和不可测量的）；②不符合纳入标准；③合并严重的心脑血管疾病，全身情况差，或有精神障碍等疾病；④依从性差。

2. 临床资料

选择2010年10月至2012年10月住院治疗的肺癌或食管癌患者80例，随

机分为对照组和实验组，每组40例。对照组：男25例，女15例；年龄为（59±12）岁；肺癌13例，食管癌27例。病情分期：Ⅱ期18例，Ⅲ期16例，Ⅳ期6例。实验组：男23例，女17例；年龄为（57±11）岁；肺癌15例，食管癌25例。病情分期：Ⅱ期15例，Ⅲ期15例，Ⅳ期10例。两组患者性别、年龄、病变部位、病情分期无显著性差异。

3. 治疗方法

对照组：行三维适形放疗。实验组：在对照组基础上给予增液解毒冲剂口服，每次1包，每天3次。

4. 观察方法

各组患者从入院第1天起开始进行症状评价、PS评分，并行胸部X线或CT检查，血清TGF-β_1检测。治疗开始后症状评价、PS评分每周进行1次，胸部X线或CT每3周检查1次。放疗结束复查血清TGF-β_1。记录住院期间两组患者放射性肺损伤发生情况、血清TGF-β_1含量变化情况。

5. 疗效评价标准

诊断与分级采用1995年美国肿瘤放射治疗协作组（RTOG）急性放射性肺炎和肺损伤诊断与分级标准。

6. 统计学处理

根据各指标的性质，采用SPSS建立数据库，应用SPSS 13.0统计软件包进行资料的统计分析，$P<0.05$表示具有显著性差异。

（二）结果

1. 放射性肺损伤发生情况

两组Ⅲ级以上放射性肺炎发生率有显著性差异（$P<0.05$）。放射性肺损伤的平均起病时间实验组明显滞后于对照组，差异有统计学意义。

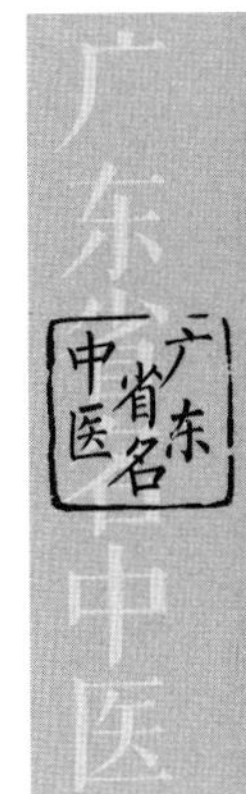

见表12。

表12　两组放射性肺损伤发生情况比较

组别	≤Ⅰ，Ⅱ级/例	Ⅲ，Ⅳ级/例	总发生率/%	平均发生时间/天
实验组	2	8	33.3	31
对照组	6	2	26.7	37
χ^2	2.3	4.32	0.32	11.08
P	0.13	0.04	0.57	0.009

2. 放疗前、后两组血清TGF-β_1含量变化

放疗后对照组血清TGF-β_1明显升高，实验组治疗后血清TGF-β_1含量较对照组低，差异有统计学意义。见表13。

表13　两组放疗前、后血清TGF-β_1含量变化比较（ng/mL）

组别	治疗前	治疗后	t	P
实验组	4.49 ± 2.01	5.79 ± 2.5	2.65	>0.05
对照组	4.47 ± 2.01	11.67 ± 5.62*	6.50	<0.05

注：与对照组比较，χ^2=7.31，*$P<0.001$。

（三）讨论

放射性肺损伤是胸部肿瘤放疗中最常见的并发症，临床上常有两种表现形式，即早期急性放射性肺炎和后期放射性肺纤维化，该并发症的控制情况直接关系到放疗的效果和患者的生存质量，严重者可发展为呼吸衰竭，危及患者生命。故其发病情况引起越来越多学者的重视，对其发病机理的探讨和及时正确的诊断及处理至关重要。目前现代医学对放射性肺损伤的发病机理的研究集中于细胞因子学说[93-96]，尤其以转化生长因子-β_1（TGF-β_1）的研究最多。实验及临床研究证实TGF-β_1是产生放射性肺损伤的一个关键因素[97-98]。它已成为现今抗肺纤维化药物研究的新靶点。

中医学者普遍认为，放射性肺损伤属于中医学“咳嗽”“喘证”范畴，其病因病机包括热毒、痰瘀互结、气阴两伤等[99-106]。我们认为放射

性组织损伤的病因为"火邪""热毒"，病机为热盛津伤。其防治应将养阴生津法贯穿始终，选方总以增液汤为基础随证加减。我们在辨证论治的基础上，遵君臣佐使组方原则创制了增液解毒冲剂。

本次实验结果显示虽然两组放射性肺损伤总的发生率接近，但实验组Ⅲ、Ⅳ级放射性肺损伤发生率明显低于对照组，且在平均发病时间上明显滞后于对照组。其作用机制可能是增液解毒冲剂抑制了TGF-β_1的产生、分泌，使TGF-β_1水平下调，进而阻止了放射性肺损伤的发生。该结果与以往文献报道相同。

七、凉血通络方外洗干预甲磺酸阿帕替尼相关性手足综合征

手足综合征（hand-foot syndrome，HFS）是肿瘤患者抗血管生成靶向治疗期间及治疗后普遍存在且最困扰患者的不良事件之一。甲磺酸阿帕替尼是我国自主研发的、具有代表性的抗血管生成靶向药物，对头颈部肿瘤、食管癌、胃癌、肝癌等肿瘤具有很好的治疗效果，临床应用广泛。HFS影响了甲磺酸阿帕替尼在实体瘤方面的治疗效果，因此日益受到重视。如今临床上仍缺乏有效缓解HFS的治疗方法，中医药在这方面研究尚少。本研究通过观察和分析清热凉血方防治甲磺酸阿帕替尼相关性手足综合征的疗效及安全性，以探索提高患者生存质量，治疗HFS的有效、实用、具有中医特色和优势的治疗方法。

（一）资料与方法

1. 一般资料

选择2018年5月至2020年2月在广州中医药大学顺德医院门诊、住院部使用甲磺酸阿帕替尼单药治疗的头颈部肿瘤、食管癌、胃癌、肝癌患者。对照组：男20例，女10例；年龄为（65±12）岁；头颈部肿瘤10例，食管癌5例，胃癌8例，肝癌7例。病情分期：Ⅱ期2例，Ⅲ期10例，Ⅳ期18例。治疗组：男19例，女11例；年龄为（68±11）岁；头颈部肿瘤12

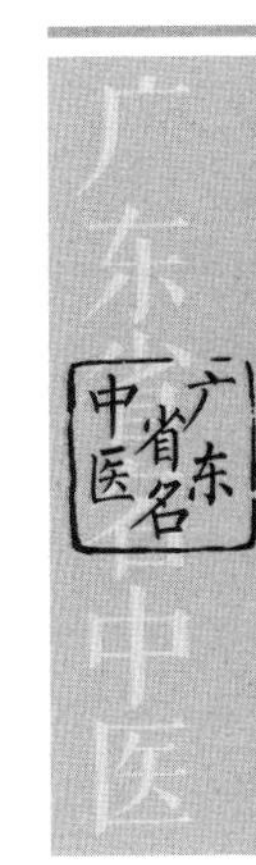

例，食管癌4例，胃癌6例，肝癌8例。病情分期：Ⅱ期3例，Ⅲ期7例，Ⅳ期20例。两组患者性别、年龄、病变部位、病情分期无显著性差异。

2. 诊断标准

参照美国国立癌症研究所（NCI）分级标准：按HFS出现皮肤症状轻重程度的不同分成4级。0级：无任何明显不适。Ⅰ级：以下列任一现象为特征：手和/或足的麻木/感觉迟钝/感觉异常、无痛性肿胀或红斑和/或不影响正常活动的不适。Ⅱ级：手和/或足的疼痛性红斑和肿胀和/或影响患者日常活动的不适。Ⅲ级：手和/或足湿性脱屑、溃疡、水疱或严重的疼痛和/或使患者不能工作或进行日常活动的严重不适。痛感强烈，皮肤功能丧失者比较少见。

3. 纳入标准和排除标准

（1）纳入标准：①PS评分≤2分，自愿接受本治疗方案；②性别不限，年龄18~75岁，经病理诊断为头颈部肿瘤、食管癌、胃癌、肝癌，并接受甲磺酸阿帕替尼单药治疗；③心、肝、肾功能和血常规检查无明显异常；④预计生存期在3个月以上。

（2）排除标准：①其他原因引起的手足皮肤病变以及周围神经病变；②14天内使用可能影响试验结果的药物，在第0天（基线）开始的14天内，同时使用局部抗生素/局部类固醇和其他局部治疗药物；③患有不受控制的并发症，包括但不限于充血性心力衰竭、不稳定性心绞痛、心律失常或精神疾病；④孕妇或哺乳期妇女；⑤对凉血通络方组方药物过敏者；⑥研究期间出现药物过敏反应者；⑦依从性差，不同意使用凉血通络方煎药外用泡洗双手双足者。

4. 剔除标准与脱落标准

（1）剔除标准：①既往使用甲磺酸阿帕替尼治疗失败者；②违背方案用药者；③严重不能耐受治疗者；④资料记录不全者。

（2）脱落标准：①发生不良事件，不适宜继续试验者；②失访者。

5. 方法

（1）随机分组。所有病例按随机分组原则，应用随机数字表随机分配到治疗组和对照组，每组30例。

（2）治疗方法。60例患者均口服甲磺酸阿帕替尼单药持续治疗，剂量为500mg，每天1次，共观察30天。其中对照组口服甲磺酸阿帕替尼片，发生HFS后给予基础护理：避免不适当的手足局部的摩擦；避免重体力劳动和日光暴晒；饮食清淡，避免食用辛辣刺激食物；注意保暖，在手足局部涂抹尿素霜或护手霜等保持皮肤湿润。治疗组在给予基础护理的同时用凉血通络方外用熏洗双手双足。

（3）凉血通络方处方由忍冬藤、飞扬草、牡丹皮、赤芍、苦参等8味中药组成，具有凉血通络之功效。每剂煎至2000mL。凉血通络方外洗操作流程：①准备熏洗药物、浴具、热水。②将配送到病房的中药加热，沸后20min即可。③将煮好的药液趁热加入浴具内，先用药液的热气熏蒸手足5～10min，再用毛巾浸药液热敷局部，待药液温度降至40℃左右时，嘱患者将患处置于浴具内，用药液泡洗患处约15min。④无菌纱布擦干。⑤每天2次，每次20～30min。

（4）凉血通络方外洗应急预案：①出现皮疹、瘙痒等过敏症状时立即停止使用，必要时外涂抗过敏药膏或口服抗过敏药物。②对于烫伤后皮肤局部出现水疱或溃烂的患者，嘱避免抓挠，保护好创面或涂烫伤软膏、红霉素软膏等。

6. 观察指标

（1）一般资料：性别、年龄、瘤种、肿瘤分期、既往史、过敏史、靶向药物服用情况。

（2）疗效观察指标：HFS分级、PS评分，每周记录1次。

（3）安全性观察指标：三大常规、心肝肾功能、不良事件登记，每

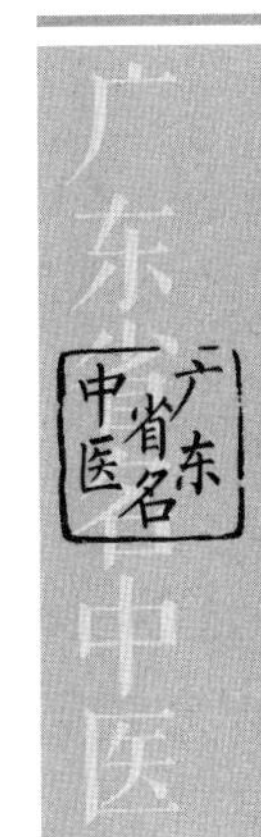

周记录1次。

（二）结果

两组患者靶向治疗前均未发生HFS，靶向治疗后治疗组有10例发生HFS，发生率为33.3%，对照组有16例发生HFS，发生率为53.3%，两组Ⅰ、Ⅱ级HFS发生率对比没有统计学意义（$P>0.05$），治疗组Ⅲ级HFS发生率明显低于对照组，对比有统计学意义（$P<0.05$）。治疗组未发生因HFS而导致的甲磺酸阿帕替尼减量或停药情况，而对照组有6例患者发生甲磺酸阿帕替尼减量或停药情况，两组对比有统计学意义（$P<0.05$）。两组HFS发生情况比较见表14。

表14　两组HFS发生情况比较

组别	Ⅰ级/例	Ⅱ级/例	Ⅲ级/例	总发生率/%	停药或减量/例
治疗组	5	4	1	33.3	0
对照组	7	5	4	53.3	6
χ^2	2.16	2.98	8.60	4.32	11.08
P	0.095	0.067	0.046	0.04	0.009

（三）讨论

HFS最早由哈佛医学院新英格兰戴肯尼斯医院的Jacob Lokich 和 Cery Moore 在1984年提出[107]，主要表现为不同程度的手脚麻木或疼痛，可以影响患者的生存质量，甚至导致治疗中断，但在当时并没有引起人们的重视。随着卡培他滨、阿霉素等经典化疗药物以及抗血管生成靶向药物的广泛应用，以及人们对肿瘤患者生活质量的不断重视，上述药物引起的HFS才引起了医患的广泛关注。

甲磺酸阿帕替尼片是口服小分子抗血管生成抑制剂，其主要通过高度选择性地抑制血管内皮生长因子受体2酪氨酸激酶的活性，阻断血管内皮生长因子与其受体结合后的信号转导通路，从而抑制肿瘤血管生成，发挥抗肿瘤作用。该药主要的不良反应是HFS、蛋白尿、高血压，在该药的Ⅱ、Ⅲ期临床研究中，HFS发生率为37.35%，Ⅲ级HFS的发生率为7.62%[108]。关于HFS的病因病机目前尚不清楚，研究较多的是炎症学说，显微镜下可见病损部位的角质细胞凋亡、血管扩张、炎性细胞浸润等表现[109]。进一步的研究[110]发现HFS的发生可能与环氧合酶介导的炎性反应有关。

既往的研究发现口服维生素B_6[111]、COX-2抑制剂[112]、甲钴胺[113]可能对防治HFS有效，但均缺乏大样本研究证实，目前西医尚缺乏有效治疗HFS的方法。更多患者面临的是治疗药物减量或者停药的现实。因此，从传统中医疗法中寻找安全、有效的治疗HFS的方法就显得非常必要。

中医药防治HFS占有重要地位，但并无统一规范，各医家将其独特的辨证理念与临床结合，对HFS提出了不同的病因病机及治疗方法。国内一些学者[114-120]从内治和外治两个方面证实中医药治疗可以减轻HFS的症状，改善患者的生活质量评分。HFS属于中医学“络病”“痹病”范畴[121-122]。中医对“痹病”的治疗原则是温经通络、温阳通滞、调和营卫。林丽珠教授总结临床经验，认为甲磺酸阿帕替尼相关性手足综合征属于药毒聚集于四肢末梢，痹阻经脉、肌肉，而致营卫行涩，经络不通，故发生红斑、疼痛、肿胀、水疱、麻木。根据其临床表现，辨证当属药毒化热、血行瘀滞、筋脉失养，治宜采用凉血通络方熏洗手足。现代药理证实[123-125]方中药物可增加病变部位血流量、改善缺氧状态、减少局部血小板聚集，从而起到抗炎、止痛的作用。

本次实验研究结果显示，虽然两组两组患者Ⅰ、Ⅱ级HFS发生率接近，但治疗组Ⅲ级HFS发生率明显低于对照组，且总的HFS发生率下降，治疗过程中未发生由HFS引起的药物减量或者停药现象。因此，凉血通络方外洗可有效防治甲磺酸阿帕替尼相关性手足综合征，对保障靶向治疗的顺利进行、提高患者的生活质量具有积极意义。

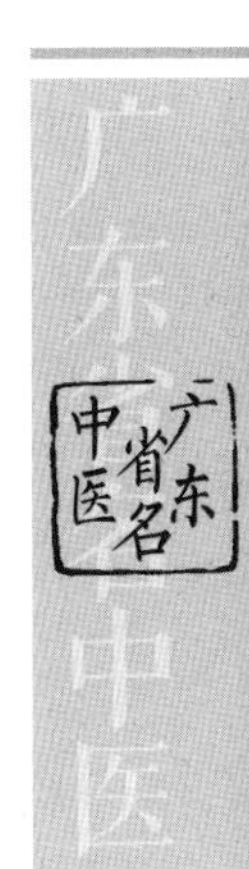

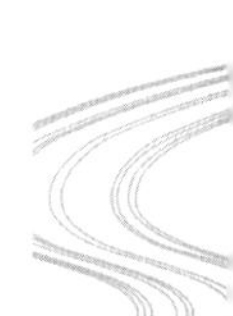

参考文献

[1] 严洁华，徐国镇. 鼻咽癌[M]//殷蔚伯，谷铣之. 肿瘤放射治疗学：3版. 北京：中国协和医科大学出版社，2002：537.

[2] 华贻军，洪明晃，罗东华，等. 406例鼻咽癌患者预后多因素分析[J]. 中国肿瘤临床，2005，32(8)：435-438.

[3] CHAN A T, HSU M M, COH B C, et al. Muhicenter, phase Ⅱ study of cetuximab in combination with carboplatin in patients with recurrent or metastatic nasopharyngeal carcinoma[J]. J Clin Oncol, 2005, 23(15): 3568-3576.

[4] CHUA D T, SHAM J S, AU G K. A phase Ⅱ study of docetaxel and cisplatin as first-line chemotherapy in patients with metastatic nasopharyngeal carcinoma[J]. Oral Oncol, 2005, 41(6): 589-595.

[5] 王成涛，曹卡加，李茵，等. 鼻咽癌远处转移的预后因素分析[J]. 癌症，2007，26(2)：212-215.

[6] 林丽珠. 生存质量与中医肿瘤学[J]. 现代康复，2000，4(9)：1300-1301，1306.

[7] 林丽珠. 生存质量在中医肿瘤学综合疗效评价中的作用[J]. 中国肿瘤，2001，10(2)：80-82.

[8] 林丽珠，蓝韶清，周岱翰. 试谈中医治疗恶性肿瘤（实体瘤）的疗效标准[J]. 新中医，2001，33(8)：5-6.

[9] 黄国贤，张蓓，丘惠娟，等. 鼻咽癌急性放射性口咽炎的中药防治[J]. 中山大学学报（医学科学版），2003，24(1)：54.

[10] 陈文义，先国民. 中西医结合肿瘤防治手册[M]. 北京：新华出版社，1994：22.

[11] 王小璞，李学，李佩文.放射性皮炎防治研究现状［J］. 疑难病杂志，2009，8（3）：183–186.

[12] 朱雪萍，廖慧莲，陈利，等. 自制复方芦荟汁预防鼻咽癌患者放射性皮炎的效果观察［J］. 护理学报，2013，8（20）：67–68.

[13] 乔冠英，覃强，林清，等. 苍耳子散加味预防放射性鼻窦炎［J］. 中外医疗，2014，33（14）：10–11，14.

[14] 乔冠英，覃强，林清，等. 苍耳子散加味对放射性鼻窦炎患者鼻黏膜纤毛传输功能的影响［J］. 中国现代药物应用，2014，8（15）：1–3.

[15] 冯俊光，乔冠英，林清，等. 增液解毒颗粒干预放射性肺损伤［J］. 中国实验方剂学杂志，2011，17（10）：257–259.

[16] 乔冠英，冯俊光，林清，等. 增液解毒冲剂干预放射性肺损伤及对血清转化生长因子–β1的影响［J］. 长春中医药大学学报，2014，30（2）：292–294.

[17] 余玲，林洁涛，张少聪，等. 林丽珠运用膏方治疗肿瘤相关性贫血经验［J］. 广州中医药大学学报，2017，34（6）：925–928.

[18] LEE T H, JUANG SH, HSU F L, et al. Triterpene acids from the leaves of Planchonella duclitan (Blanco) Bakhuizan［J］. Chin. Chem. Soc, 2005 (b)：52, 1275–1280.

[19] 许睿. 救必应化学成分研究及抗肿瘤活性成分初步筛选［D］. 广州：广州中医药大学，2009.

[20] 赫玉芳. 救必应酸的制备及其衍生物的设计、合成和抗肿瘤活性研究［D］. 长春：吉林大学，2013.

[21] 翟学佳，吕永宁. HPLC法同时测定白花蛇舌草中7种活性成分的含量［J］. 中国药师，2016，19（1）：70–72.

[22] 朴连花. 评价分析白花蛇舌草方剂联合放疗对食道癌患者生活质量的影响及临床疗效［J］. 中国卫生标准管，2015，6（29）：137–138.

[23] 梅令喜. 鼻咽癌的最新研究与对策［M］. 北京：中国中医药出版社，2010：160.

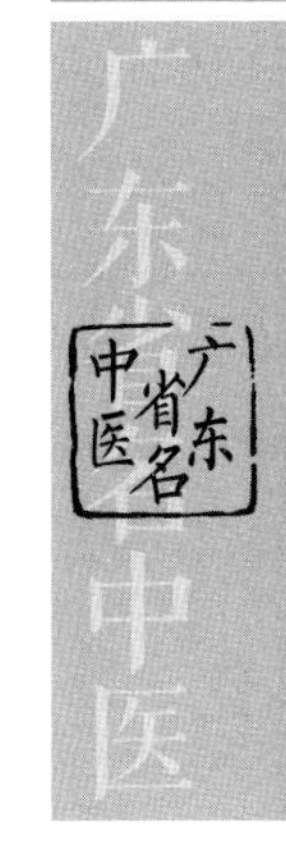

[24] 康敏，唐安洲，梁刚. 肿节风对鼻咽癌裸鼠移植瘤凋亡和端粒酶活性的影响［J］. 临床耳鼻咽喉头颈外科杂志，2008，22（24）：1132-1137.

[25] 康敏，唐安洲，梁刚，等. 肿节风提取物对鼻咽癌裸鼠移植瘤细胞凋亡的影响［J］. 中药材，2008，31（10）：1529-1533.

[26] 黄兆胜. 中药学［M］. 北京：人民卫生出版社，2002：426.

[27] 熊曼琪. 伤寒学［M］. 北京：中国中医药出版社，2002.

[28] 李明，李光. 仲景运用甘草刍议［J］. 云南中医学院学报，1997，3（1）：16.

[29] 程昭寰. 论藏象学说的理论基础及实践价值［J］. 1997（3）：136-140.

[30] 王洪图. "藏象"的概念［J］. 中国医药学报，1993（1）：11-14.

[31] 孙广仁. 藏象的概念及其生成之源［J］. 中医研究，1997，10（5）：1-5.

[32] 王琦. 中医藏象学［M］. 2版. 北京：人民卫生出版社，2004：2.

[33] 乔明琦. 肝藏象现代研究总体思路、基本目标及主要进展［J］. 山东中医药大学学报，2005，29（2）：91-94.

[34] 孟庆云. 论藏象学说的形成与特点［J］. 中医杂志，1986（3）：48-49.

[35] 任秀玲. 先秦逻辑的"正形名"理论与藏象概念、藏象理论体系及藏象方法的形成［J］. 中国中医基础医学杂志，1998，4（7）：5-8.

[36] 吴爱华，易法银，胡方林. 藏象学说百年发展概述［J］. 湖南中医学院学报，2005，25（3）：29-30.

[37] 章增加. 关于中医藏象理论研究若干问题的思考［J］. 中医杂志，2009，50（5）：393-396.

[38] 黄树则. 中国现代名医传［M］. 北京：科学普及出版社，1985：18.

[39] 王其俊. 先秦儒家和谐统一思想初探［J］. 山东社会科学，1991，26（4）：61.

[40] 李君如. 社会主义和谐社会论［M］. 北京：人民出版社，2005：2.

[41] 王岗峰. 走向和谐社会［M］. 北京：社会科学文献出版社，2005：2.

[42] 秦宣. 构建社会主义和谐社会专辑［M］. 北京：中国人民大学出版社，2005：29.

[43] 徐朝旭.《周易》和谐思想对构建和谐社会的启示［J］. 求索，2005（7）：

51–54.

[44] KEMENY N, GARAY C A, GURTLER J, et al. Randomized multicenter phase Ⅱtrail of bolus plus infusional fluorouracil/leucovorin compared with fluorouracil/leucovorin plus oxaliplatin as third–line treatment of patients with advanced colorectal cancer [J]. J Clin Oncol, 2004, 22: 4753–4761.

[45] ANDRE T, BONI C, MOUNEDJI–BOUDIAF L, et al. Oxaliplatin, fluorouracil, and leucovorin as adjuvant treatment for colon cancer [J]. N Engl J Med, 2004, 350 (23) : 2343–2351.

[46] 中华医学会. 临床诊疗指南：肿瘤分册 [M]. 北京：人民卫生出版社, 2005: 183–449.

[47] HOLMES J, STANKO J, VARCHENKO M, et al. Comparative neurotoxicity of oxaliplatin, cisplatin, and ormaplatin in a Wistar rat model [J]. Toxicol Sci, 1998, 46: 342–351.

[48] MAINDRAULT–GOEBEL F, TOURNIGAND C, ANDRE T, et al. Oxaliplatin reintroduction in patients previously treated with leucovorin, fluorouracil and oxaliplatin for metastatic colorectal cancer [J]. Ann Ancol, 2004, 15 (8) : 1210–1214.

[49] GAMELIN E, GEMELIN L, BOSSI L, et al. Clinical aspects and molecular basis of oxaliplatin neurotoxicity: Current management and development of preventive measures [J]. Semin Oncol, 2002, 29 (15) : 21–33.

[50] 李明颖, 徐建明, 宋三泰. 奥沙利铂的神经毒性机理与防治方法研究进展 [J]. 中华医学杂志, 2006, 86 (19) : 1365–1367.

[51] 陈小兵, 吕慧芳, 陈贝贝, 等. 奥沙利铂神经毒性机制及防治研究进展 [J]. 中国医药科学, 2012, 2 (3) : 38–40.

[52] CASCINU S, CATALANO V, CORDELLA L, et al. Neuroprotective effect of reduced glutathione on oxaliplatin–based chemotherapy in

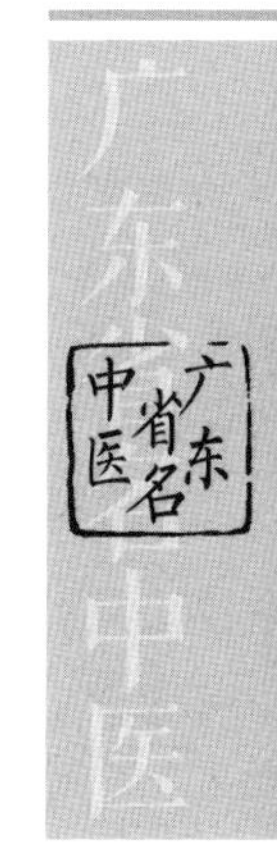

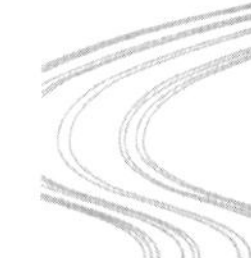

advanced colorectal cancer: a randomized, double-blind, placebo-controlled trial [J]. J Clin Oncol, 2002, 20 (16): 3478-3489.

[53] 庞丹梅, 邓燕明, 蓝晓珊, 等. 还原型谷胱甘肽用于预防和降低奥沙利铂周围神经毒性的研究 [J]. 中华肿瘤防治杂志, 2010, 17 (24): 2057-2069.

[54] 张华军, 万茜, 徐天舒. 银杏叶提取物对Aβ诱导神经毒性的保护作用 [J]. 中国实验方剂学杂志, 2011, 17 (2): 209-212.

[55] 贾英杰, 李小江, 孙一予, 等. 中医药防治奥沙利铂神经毒性的临床研究进展 [J]. 中医药临床杂志, 2010, 22 (7): 645-646.

[56] 杨中, 唐武军, 杨国旺, 等. 中药泡洗防治奥沙利铂所致神经毒性的临床观察 [J]. 中国实验方剂学杂志, 2009, 15 (10): 107-108.

[57] 王义周, 寇爽, 刘妍, 等. 中医药促进中枢神经再生的研究进展 [J]. 中国实验方剂学杂志, 2010, 16 (12): 197-201.

[58] 张萌佳, 张洁, 冀小君. 糖尿病周围神经病的中医药临床研究进展 [J]. 中国实验方剂学杂志, 2009, 15 (8): 94-96.

[59] 周岚, 梅晓云. 中药复方促周围神经再生的研究进展 [J]. 中国实验方剂学杂志, 2010, 16 (16): 209-211, 215.

[60] 孙燕, 石远凯. 临床肿瘤内科手册 [M]. 5版. 北京: 人民卫生出版社, 2007.

[61] 李园, 吴晓秀, 李佩文. 中医对癌痛的认识及治疗概况 [J]. 中日友好医院学报, 2002, 16 (5): 335-338.

[62] 高凯. 针刺配合中药外敷促进腹部术后胃肠功能恢复20例观察 [J]. 实用中医内科杂志, 2007, 21 (6): 87.

[63] 赵雩卿, 刘端祺, 战淑珺. 中国癌痛治疗十年回顾 [J]. 中国药物依赖性杂志, 2008, 72 (4): 252-254.

[64] 彭启娟. 麻醉性镇痛药在癌痛患者中的合理应用 [J]. 现代医药卫生, 2008, 24 (16): 2521.

[65] 沈秋萍, 田华琴. 针灸治疗癌痛的展望 [J]. 河南中医, 2008, 28 (6):

84-86.
[66] 赵雩卿, 刘端祺. 癌痛治疗中的辅助用药[J]. 医学与哲学(临床决策论坛版), 2008, 29(3): 23-24, 30.
[67] 田毅, 柳培雨, 田国刚, 等. 疼痛治疗方法在晚期癌痛病人中的应用[J]. 医学与哲学(临床决策论坛版), 2008, 29(2): 34-36.
[68] 吴华. 癌痛病因病机及证治述略[J]. 实用中医内科杂志, 2007, 21(5): 3-5.
[69] 迟百胜. 癌痛发生的原因及三阶梯镇痛的用药原则[J]. 中国医药导报, 2007, 91(29): 150-151.
[70] 宋宇. 岩舒注射液治疗癌痛的疗效观察[J]. 长春中医药大学学报, 2009, 25(5): 726.
[71] 黄敏, 洒荣桂. 癌痛的中医治疗近况[J]. 吉林中医药, 2007, 27(4): 63-65.
[72] 游捷. 生活质量评价在中医肿瘤临床治疗中的应用[J]. 癌症进展, 2007, 5(3): 255-259.
[73] 马士鉴, 江浩, 王飞, 等. 144例鼻咽癌常规放疗后鼻窦炎发生的因素分析[J]. 中国放射医学与防护杂志, 2010, 30(4): 439-441.
[74] 周永, 唐安洲, 李杰恩, 等. 鼻咽癌放疗后鼻窦炎的临床观察[J]. 实用癌症杂志, 2002, 17(1): 63-65.
[75] 陈实功. 外科正宗[M]. 北京: 人民卫生出版社, 2007: 44-45.
[76] 李炯辉, 刘莹. 如意金黄散防治放射性皮炎临床研究[J]. 环球中医药, 2013, 6(1): 49-50.
[77] 马丽娟, 周佳, 牟金金, 等. 如意金黄散对长春瑞滨所致静脉炎的防治作用及其处方优化和剂型选择[J]. 药学服务与研究, 2011, 11(6): 417-420.
[78] 吴颖秀. 如意金黄散控制早期浅表皮肤感染的基础研究[J]. 中国中医药现代远程教育, 2013, 11(9): 141-143.
[79] 侯小涛, 戴航, 周江煜. 黄柏的药理研究进展[J]. 时珍国医国药, 2007, 18

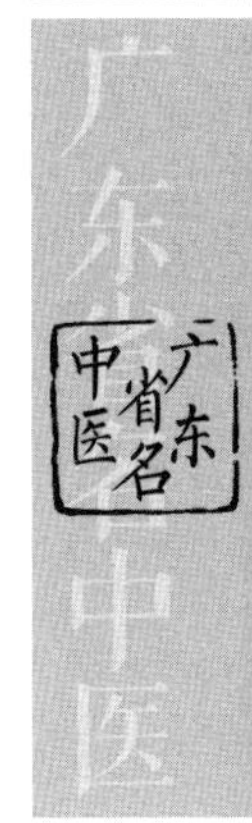

(2): 498-500.

[80] 鲍华英, 陈荣华. 姜黄素的研究进展[J]. 国外医学儿科学分册, 2003, 30(5): 254-256.

[81] 吴媛媛, 蒋桂华, 马逾英, 等. 白芷的药理作用研究进展[J]. 时珍国医国药, 2009, 20(3): 625-627.

[82] 中华人民共和国卫生部医政司. 中国常见恶性肿瘤诊治规范[M]. 北京: 北京医科大学中国协和医科大学联合出版社, 1991: 6.

[83] 中华耳鼻咽喉头颈外科杂志编委会. 慢性鼻-鼻窦炎诊断和治疗指南: 2008年: 南昌[J]. 中华耳鼻咽喉头颈外科杂志, 2009, 44(1): 6-7.

[84] 杨伟志. 正常组织放射损伤[M]//殷蔚伯, 谷铣之. 肿瘤放射治疗学: 3版. 北京: 中国协和医科大学出版社, 2002: 307-320.

[85] 宋培荣, 邱宝珊, 吴延涛, 等. 中医药辨证治疗鼻咽癌放射性鼻病的临床研究[J]. 中国中西医结合耳鼻咽喉科杂志, 2011, 19(4): 279-281, 285.

[86] 温太佩, 李亶, 黄梅香. 鼻咽冲洗及内镜下鼻腔清理治疗鼻咽癌放疗后鼻窦炎的疗效观察[J]. 中国医师进修杂志, 2012, 35(6): 18-19.

[87] 杨洪斌, 李秋梅. 仙露贝滴剂联合低剂量罗红霉素治疗放射性鼻窦炎的临床观察[J]. 中国中西医结合耳鼻咽喉科杂志, 2011, 19(4): 257-259.

[88] 杨平, 杨伟军. 鼻咽癌放疗后鼻窦炎发病机制的研究进展[J]. 国际医药卫生导报, 2012, 18(9): 1363-1365.

[89] 杨洪斌, 李秋梅. 放射性鼻窦炎的临床干预及效果[J]. 临床耳鼻咽喉头颈外科杂志, 2011, 25(11): 516-517.

[90] 夏辉. 鼻咽腔浸泡及冲洗在鼻咽癌放射性鼻窦炎防护中的应用[J]. 中国卫生产业, 2012, 9(26): 181-182.

[91] 徐化冰, 富晓敏. 鼻咽癌放疗后鼻窦炎的临床干预及体会[J]. 医学理论与实践, 2012, 25(8): 944-945.

[92] CCPPUCCINI F, ELDH T, BRUDER D, et al. New insights into the molecular pathology of radiation-induced pneumopathy[J]. Radither Oncol, 2011, 101(1): 86.

[93] 崔晓利，刘海玲，董秀月，等. 转化生长因子β1表达在小鼠放射性肺纤维化形成过程中的作用[J]. 中华放射肿瘤学杂志，1999，8(1)：47-49.

[94] 曹京旭，张旭志. 细胞因子与放射性肺损伤[J]. 国外医学放射医学核医学册，2001，25(4)：181-185.

[95] 袁翠唐，丁昱. 急性放射性肺损伤相关生物学因素的研究进展[J]. 实用癌症杂志，2012，27(2)：218-220.

[96] SAPERTEIN S, CHEN L, OAKES D, et al. IL-1 beta augments TNF-alpha mediated inflammatory responses from lung epithelial cells[J]. J Interferon Cytokine Res, 2009, 29(5): 273-284

[97] ASCHER MS, KONG F-M, MURASE T, et al. Normal tissue injury after cancer therapy is a local response exacerbated by an endocrine effect of TGF-β[J]. Br J Radiol, 1995, 68(1): 331-334.

[98] 刘建军，康国强，白秀丽，等. 麦门冬汤对放射性肺损伤大鼠肺组织TGF-β、TNF-α表达的影响[J]. 河北医药，2012，34(24)：3693-3695.

[99] 杨成梁，邱荣良，叶柯，等. 血必净注射液预防放射性肺损伤的临床研究[J]. 中国实验方剂学杂志，2012，18(24)：320-323.

[100] 权循凤，张帆，孔令玲. 丹参防治放射性肺损伤的临床观察[J]. 安徽医科大学学报，2002，37(6)：456-458.

[101] 姚春筱. 生脉注射液防治放射性肺损伤96例疗效分析[J]. 中华放射医学与防护杂志，2004，24(1)：52-53.

[102] 刘建军，康国强，白秀丽，等. 麦门冬汤对大鼠放射性肺损伤的预防作用研究[J]. 世界中西医结合杂志，2012，7(4)：302-304.

[103] 窦永起，杨明会，林明雄，等. 放射性肺损伤中医证候学特点及其演变规律的研究[J]. 中华中医药杂志，2009，24(6)：706-708.

[104] 郑淑君，贾喜花，王文勇. 中医药治疗放射性肺损伤急性期的研究进展[J]. 承德医学院学报，2010，27(4)：419-421.

[105] 侯俊明，江静. 百合固金汤加减治疗急性放射性肺炎32例[J]. 长春中医

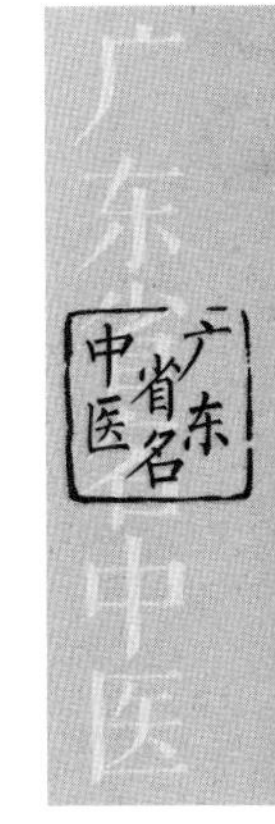

药大学学报，2012，28（5）：865-866.

[106] 张德元. 当归六黄汤治疗放射性肺炎46例［J］. 长春中医药大学学报，2008，24（6）：684-685.

[107] LOKICH J J, MOORE C. Chemotherapy-associated palmar-plantar erythrodysesthesia syndrome［J］. Ann Intern Med, 1984, 101（6）：798-799.

[108] 秦叔逵，李进. 阿帕替尼治疗胃癌的临床应用专家共识［J］. 临床肿瘤学杂志，2015，20（9）：841-847.

[109] NAITO M, YAMAMOTO T, HARA S, et al. Hemoglobin value is the most important factor in the evelopment of hand-foot syndrome under the capecitabine regimen［J］. Chemotherapy, 2016, 62（1）：23-29.

[110] ZHANG R X, WU X J, WAN D S, et al. Celecoxib can prevent capecitabinerelated hand-foot syndrome in stage Ⅱ and Ⅲ colorectal cancer patients: result of a single-center, prospective randomized phase Ⅲ trial［J］. Annals of Oncology, 2012, 23（5）：1348-53.

[111] CORRIE P G, BULUSU R, WILSON C B, et al. A randomised study evaluating the use of pyridoxine to avoid capecitabine dose modifications［J］. British Journal of Cancer, 2012, 107（4）：585-587.

[112] MACEDO L T, LIMA J P N, DOS SANTOS L V, et al. Prevention strategies for chemotherapy-induced hand-foot syndrome: A systematic review and meta-analysis of prospective randomised trials［J］. Supportive Care in Cancer, 2014, 22（6）：1585-1593.

[113] 侯兴赏. 甲钴胺片联合维生素B_6防治卡培他滨所致手足综合征的临床观察［D］. 济南：山东大学，2015.

[114] 李晓晨. 加味桃红四物汤治疗卡培他滨化疗后手足综合征血虚夹瘀型的临床研究［D］. 昆明：云南中医学院，2012.

[115] 黄映飞，郭智涛. 黄芪桂枝五物合补阳还五汤外用熏洗防治乳腺癌希罗达手足综合征52例临床观察［J］. 中外医学研究，2014（34）：43-44.

[116] 李小军，冯春兰，罗海亮，等. 八珍汤辅助放化疗治疗中晚期食管癌45例临床观察［J］. 中医杂志，2016（5）：416-419.

[117] 周胜涟，陈州华，徐婪，等. 芪归通络汤防治化疗后手足综合征的临床研究［J］. 湖南中医杂志，2016（9）：11-14.

[118] 袁春樱，黄琼，韩伍龙. 黄芪桂枝五物汤合当归四逆汤外洗防治卡培他滨所致手足综合征的临床观察［J］. 黑龙江中医药，2014（5）：31-32.

[119] 张晓迪，陈嘉璐，高静东. 温经化瘀方外治化疗相关性手足综合征的临床观察［J］. 浙江中医药大学学报，2017（2）：142-145.

[120] 熊晓华，卢晶. 加味八珍汤防治希罗达致手足综合征30例［J］. 中国中医药现代远程教育，2015，13（22）：48-49.

[121] 张良玉. 手足综合征的中西医结合护理体会［J］. 湖南中医杂志，2011，27（4）：96-97.

[122] 鲁思爱. 忍冬藤的化学成分及其药理应用研究进展［J］. 临沂大学学报，2012，34（3）：132-134.

[123] 褚小兰，廖万玉，楼兰英，等. 地锦类中草药的药理作用研究［J］. 时珍国医国药，2001，12（3）：193-194.

[124] 王春亮，谢兴文，徐世红，等. 忍冬藤痛风颗粒抗炎镇痛作用实验研究［J］. 西部中医药，2016，29（12）：17-19.

[125] 张广辉，刘国丽，李坚. 试述藤类药在风湿病中的临床应用［J］. 风湿病与关节炎，2013，2（3）：32-33，35.

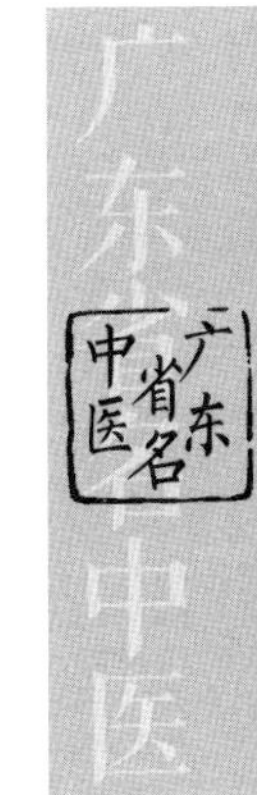